夺回大脑

如何靠自己走出强迫

黄爱国 著

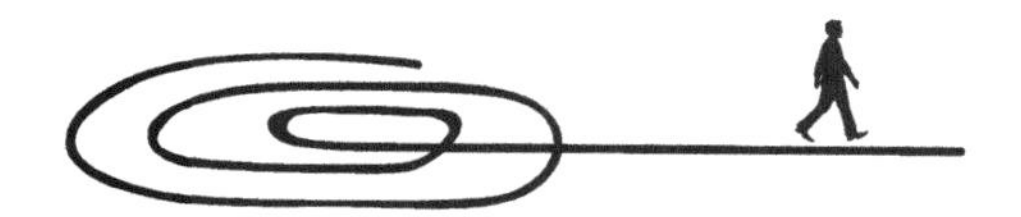

人 民 邮 电 出 版 社
北 京

图书在版编目（CIP）数据

夺回大脑 : 如何靠自己走出强迫 / 黄爱国著.
北京 : 人民邮电出版社, 2024. -- ISBN 978-7-115
-65225-6

Ⅰ. R749.990.5

中国国家版本馆 CIP 数据核字第 202414LU90 号

◆ 著　　　黄爱国
责任编辑　朱伊哲
责任印制　周昇亮

◆ 人民邮电出版社出版发行　　北京市丰台区成寿寺路 11 号
邮编　100164　　电子邮件　315@ptpress.com.cn
网址　https://www.ptpress.com.cn
固安县铭成印刷有限公司印刷

◆ 开本：880×1230　1/32
印张：6.75　　　　　2024 年 10 月第 1 版
字数：170 千字　　　2025 年 4 月河北第 2 次印刷

定价：59.80 元

读者服务热线：(010)81055296　印装质量热线：(010)81055316
反盗版热线：(010)81055315

前言

很高兴与你在本书相遇。

你的脑子里是不是时常会蹦出一些不合时宜、奇奇怪怪，甚至邪恶的念头？比如站在高处莫名有想跳下去的冲动，走在马路上看到疾驰的汽车会联想自己被撞的情景，有时脑海中会突然浮现有关暴力的画面……这些明明不是自己的本意、毫无缘由闯进大脑里的想法，但却让你感到非常痛苦、羞耻，甚至怀疑自己的道德，越是想摆脱越是深受其扰。

你是不是也会出现这样的行为？比如对已经完成的事情不停地担忧并反复确认；强迫自己遵循某个规则，如果不遵守就认为会有不好的事情发生；害怕污染自己的各种东西，不受控制地反复洗手……本来好好的，脑子就开始给自己下指令，不做的话就会心慌，这种恐惧感会让你重复去做一些莫名其妙的事情……

或许，你已经被强迫症困扰了很久，希望本书能为黑暗中的你带来一束光亮。

强迫症的最大特点是自我斗争。明明知道没有必要，但却会控制不住地出现担心、顾虑、怀疑等恐惧心理。我们的脑袋里似乎有两个小人，一个小黑人和一个小白人。小黑人吓唬你说："你这样可不好，万一出现什么情况就糟糕了，听我的，我让你干什么你就干什么，这样就能避免最糟糕的结果。"通俗一点说，就是"你听我的，就没事，不听我的，我让你后患无穷"。小白人却说："你为什么听他的？有必要吗？大家都不在乎，只有你在乎。你根本没必要听他的，不但浪费时间，还丢人！”这里的小黑人即不由自主地出现的各种“怕”，而小白人便是“不要怕、不用怕”的心理暗示。小黑人和小白人的这种撕扯会让人痛苦不堪，严重影响学习、工作、生活及人际交往等。

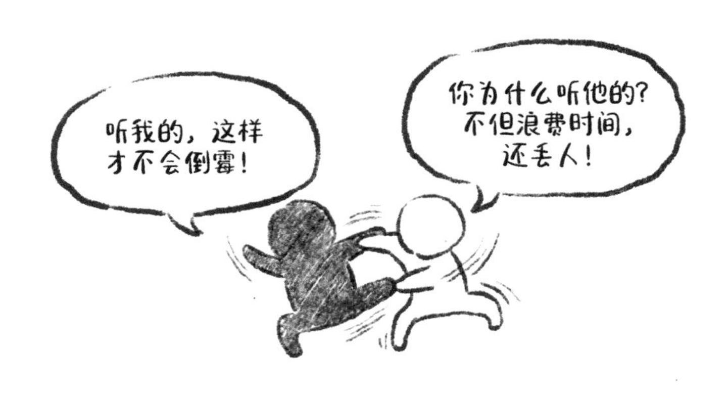

有人说：“我宁可身体得大病，也不愿意得强迫症。”为什么呢？因为“身体得病时，周围的人还能理解我、关心我，即便要忍受疼痛或不适，但心里能自在些。但得了强迫症，我自己都觉得莫名其妙，别人当然更不理解了。”那么，这个小白人和小黑人都是谁派来的呢？是我们自己！

一个人被绑架，但绑匪是自己，人质也是自己；一个人聪明无比，却摆脱不了一些无聊甚至荒谬至极的念头。强迫症患者的这种自我攻击，可以说是世界上最惨烈的战斗。内心的不安、抑郁和焦虑，雪崩式的推测，大祸临头之感，常把人逼入绝境，让人感觉无路可走。多少个原本幸福的家庭被折腾得“体无完肤”。可悲、可惜、可叹！有的人外在似乎成功了，但内心的痛苦和煎熬只有他自己知道，就像被判了“无期徒刑”。是否还能“刑满释放”？出路又在哪里？他们似乎永远在迷雾中，看不清方向和出路。

有些人全国“巡回医疗”，去过无数个大医院，找过各种名医，服用过多种药物，“巫婆神汉”齐上阵，甚至动过脑部手术，强迫症状依然坚挺如故。钱也花了，力也尽了，最后，却陷入“上天无路、入地无门”的境地。难道就没办法对付强迫症了吗？——当然有。

目前，强迫症的治疗主要采取药物治疗和心理治疗两种方式。

本书中针对强迫症的干预方法叫心理疏导疗法（以下简称疏导疗法）。该疗法是由我国心理治疗的创始人之一、著名心理治疗专家、南京脑科医院鲁龙光教授（1930—2023）所创立。从 1995 年起，我一直师从鲁教授，学习、研究和推广疏导疗法。本书将通过通俗的阐述，由浅入深，帮助读者系统掌握应对强迫症的方法和理念，从而走出强迫症的困扰。

疏导疗法把强迫症形象地比喻为一棵树，树叶就是求助者的各种症状；树干就是各种“怕”，如怕万一、怕不完美等；树根则代表求助者的过头性格，如过于严谨、过于认真、伦理道德观念过强、过于完美主义等；树根所生长的土壤代表着每个人所处的家庭和社会环境。

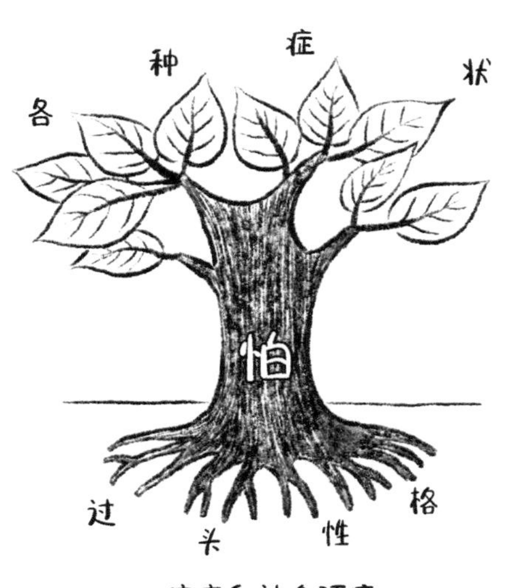

家庭和社会环境

结合这个模型，疏导治疗共分为三个阶段：第一阶段，了解这棵树，即认识强迫症，把敌人看清楚了，才能“知彼知己，百战不殆”。第二阶段，砍树干，即通过实践、锻炼，克服“怕”。战胜“怕”后，症状就会慢慢消除。第三阶段，挖树根，即认识与优化性格，防止症状的反复。

这三个阶段中，比较关键的是第二阶段。在此阶段，本书会就“如何淡化病态思维，减少病态行为”进行深入细致的探讨，帮助大家认清排斥和屈从的误区，看清正确的方向，通过行为上的实践和思维上的摸索，逐渐走出误区，直到消除症状。本书会先讲解应对的方法，随后介绍一些典型案例，帮大家掌握这些方法的具体操作。

强迫类心理问题很多，求助之路也颇为艰难，大家急需一本自助疗愈的书籍，希望本书能够满足你的需要。

本书出版过程中，我的同事徐圆圆老师帮助整理了书稿，在此表示感谢。

很高兴能和你携手，一起走过一段心灵的旅程。如果你以前对强迫症束手无策的话，那么现在，是时候向强迫症开战了！

目录

第三章　强迫及相关问题的类型及对策

第四章　改造性格，让强迫症离你越来越远

第五章　强迫症快问快答

第一章

请停止自我攻击——认识强迫症

01　我真的得了强迫症吗

什么是强迫症?

在社会上，我们经常听到很多人自嘲：“我有强迫症。”生活中也不难发现，很多人有一些习惯，如鞋子要摆放得整整齐齐、钱要根据金额的大小按顺序排好、两边的鞋带要一样长，等等。慢慢地，大家把这类行为称为强迫症。但其实，强迫症并非这么简单，倘若按照上述标准去判断的话，可能很多人都有强迫症了。那么，到底什么是强迫症呢?

最新的中国精神疾病诊断标准对强迫症的定义是：“有意识的自我强迫和反强迫并存，两者的强烈冲突使求助者感到焦虑和痛苦。”怎么理解这个定义呢?

有意识，指的是有自知力，个体对自己的心理问题有清楚的认识，即个体知道：自我强迫也好，反强迫也好，都是自己想出来的，而不是外来的。

那么，什么叫自我强迫，什么叫反强迫呢?自我强迫即控制不住地出现各种担心、怀疑、恐惧等，也就是各种‘怕’。反强迫则是一种和自我强迫相反的想法，如“你没必要那么怕，没必要那么听他的或排斥他，没必要那么做。人家都不怕，你怕什么”等。自我强迫就像一个小黑人，当他出现之后，“自我”就会非常害怕。那怎么办?我们往往要么顺从他，听他的；要么排斥他，总想把他赶走，这样才会感到心安一些。这些顺从或排斥就成了强迫思维或强迫行为，即强迫症状。而反强迫就像一个小白人，总在监督和指责“自我”，觉得不应该那么怕小黑人。于是，小白人和小黑人就在“自我”的地盘上打起来了，我们感受到的就是冲突、纠结等痛苦体验。

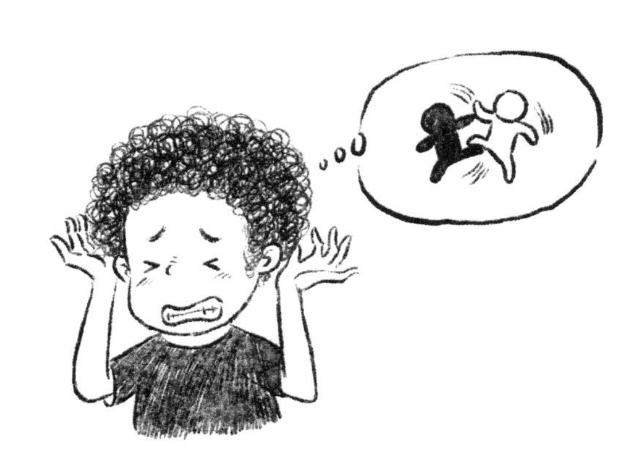

所以，强迫症的关键点在于，**患者明知自己的症状是毫无根据甚至是荒唐的，却没有办法自控和摆脱症状，内心陷入极度的矛盾和冲突之中，因而感到极为痛苦**。这种状态不仅会影响自己正常的学习、工作和生活，时间长了，还可能会让自己陷入无助和麻木，焦虑、抑郁，对一切失去信心。但大家可以放心的是，经过长期临床观察，强迫症并没有发展为重型精神病如精神分裂症的倾向。

强迫症的诊断有比较严格的标准。比如，真正的强迫症患者一般会有比较严重的强迫思维或强迫行为，会有比较强烈的心理痛苦，病程至少要 3 个月。**倘若我们想初步判断自己是否得了强迫症，通常有两个依据：第一，自身感觉到的痛苦程度；第二，症状对个人日常生活影响的大小。其中，第一个依据更为重要。**

比如，我认识一位女士，每天回家要擦洗地板、整理家具两三个小时，这甚至已经影响到她的睡眠了，但她在整理的过程中并不纠结，整理后也觉得很舒心，内心并不痛苦。这就不能叫强迫症。

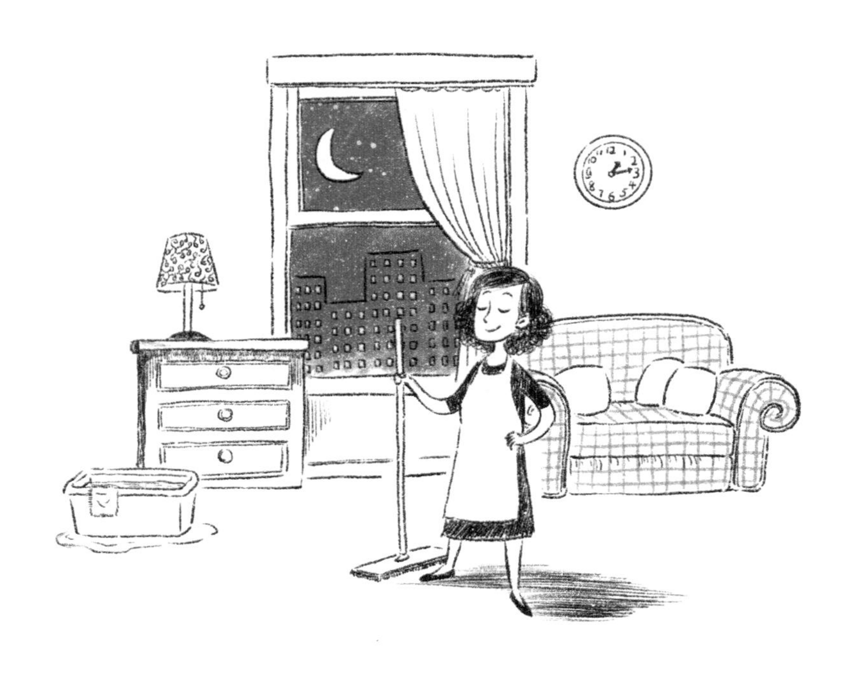

根据强迫症的第二个判断依据，即对日常生活影响的大小来判断的话，如果一个人偶尔会有些纠结的小习惯，如偶尔犹豫不决、偶尔不放心、偶尔有某些小动作或钻点牛角尖等，但对他的日常生活影响并不大，那就不是强迫症，而是他的习惯或个性。每个人都有一点自己独特的习惯，不能随便把他的个性或习惯当成症状。

有一次心理学课后，一个学生问我："黄老师，我每次遇到大的考试，就会特别纠结，总怕自己考不好，这个算不算强迫症？"我问："小的考试呢？"她说："小的考试还好。"我说："那就不算，大的考试，大家都会有些担心，很正常。况且你的生活没有受到大的影响，那当然不算强迫症了。"

总之，**如果某个人有一些强迫表现，但他并不为此苦恼，这些表现对其日常生活影响也不大，则可以算是他的一种习惯，不算心理问题。**

所以，根据上面这两个依据，大家可自行判断你的困惑究竟是一种习惯，还是强迫症。如果不太确定，可以到专业机构去做明确诊断，不要随意给自己贴标签。

* * *

但也有另外一种情况：如果一个人有比较严重的强迫症状，已经对生活造成了一定程度的影响，但他并不为此苦恼，那也不是强迫症，而可能是一种强迫性人格。强迫性人格和强迫症虽然表现相似，但两者属于不同类型的心理问题。

在此简单介绍一下强迫性人格及其与强迫症的区别。一是看症状出现的早晚，二是看当事人的自知力，即他对自己的症状有没有认知能力。强迫性人格通常是从早年开始形成的一种强迫的行为模式，对自己症状的自知力也不强，或者说，并不会因为自己的强迫行为模式而过于痛苦或纠结。而强迫症则有所不同，症状出现之前，当事人学习、生活、人际交往等社会功能较为良好，但症状出现之后，各方面均受到较大影响，才开始深陷痛苦中。**强迫症往往是一边有强迫思维或行为，一边又觉得这种思维或行为不好，中间充满纠结，之后又懊悔不已。**强迫症患者对自己的心理问题有良好的自知力，因此会积极求治。而强迫性人格者自知力要差一些，痛苦感并不是特别强，求治愿望也相对不足，因此改变起来更为困难。

简单地说，强迫性人格的特征是：从小就这样，痛苦程度相对较低，改变愿望相对较弱。而强迫症的特征是：症状出现后才这样，痛苦程度高，改变愿望很强烈。但是，大家也要注意，不要随便给自己贴上强迫性人格的标签。

* * *

强迫症常见的表现形式有两类：强迫思维和强迫行为。

强迫思维又叫强迫观念，顾名思义，就是思维上的纠结。强迫思维又分为两类，一类以“排斥”为主，如总怕出现某种念头、画面或感觉，越怕出现，结果出现得越频繁，因而陷入剧烈的排斥与反排斥的斗争中。另一类以“屈从”为主，即一想到某个念头，就围绕这个念头毫无根据地想象、推理出各种严重的后果，进而反复回忆、纠结，寝食难安。

强迫行为则表现为外在的各种强迫动作。也分为两类，一类是不由自主的行为表现，这些行为往往是由内心过于恐惧或紧张引起，如越怕手抖越手抖、越怕口吃越口吃等。另一类是自主的行为，因为内心有“怕”，如怕万一、怕不完美，所以通过一些重复或逃避行为来缓解这种恐惧感。具体表现为各种重复行为，如反复检查、反复询问、反复洗涤、强迫性仪式动作等。当然，各种回避行为，如因恐惧某些场合，便想方设法回避那些场合，虽然和上面的重复行为有所不同，但也是因为逃避“怕”而出现的，也可以算作强迫行为。

那么，强迫思维和强迫行为又是什么关系呢？通常，有强迫行为，背后肯定有强迫思维。这是因为，强迫行为来自强迫思维。比如，一个人总是出现反复洗手的行为，为什么？因为他不放心，怕没洗干净会有严重后果。这个“怕”就是强迫思维。也就是说，他内心有“怕”的强迫思维，然后才有反复洗手的强迫行为。他不那么怕的话，为什么要反复洗手呢？

但反过来，有强迫思维，不一定有强迫行为。这又如何理解？比如，有个人脑海中总是冒出某些念头，他越排斥，冒得越严重，比如看到黑色的东西，便联想到死亡，但他并没有做出什么相应的行为。

当然，很多求助者往往是既有强迫思维，又有强迫行为。

* * *

强迫症都有哪些特点呢?

第一，强迫症多数在青春期（即初中），到大学阶段爆发。在青春期，身体发育迅速，会给青少年造成极大的心理冲击。如果一个人从小形成的性格过于严谨认真、伦理道德观念过强的话，在面对自身生理的变化时，常常会感到不知所措，这时，性格上的过于压抑与生理上的快速爆发便难以匹配，导致青少年陷入“向外爆发—向内压抑”的矛盾，出现极大的内心冲突，当这种冲突无法抑制的时候，就会以各种症状表现出来。其中，最为突出的就是强迫症、焦虑症、抑郁症等。

第二，强迫症状有波动性。在外界压力不大或发自内心地感到愉悦时，症状就会减轻甚至消失，但在遇到挫折、困难或压力过大时，症状就会反复，甚至加重，这也是症状的规律。一些有强迫症状的人，如果某一段时间过得很顺利，即使不经过治疗，他的症状也可能会好很多，甚至一两年没有症状，但一遇到困难，症状就可能会卷土重来。

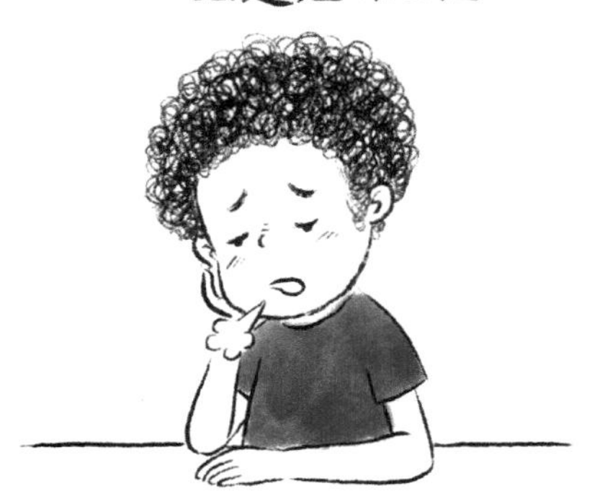

第三，强迫症会缠上性格好过头的人。强迫症往往会缠上那些性格过于严谨、认真、完美主义，过于在意别人评价的人。那些性格较为随意、不太在意他人看法的人，强迫症永远不会缠上他们。

第四，多数强迫症会伴发焦虑或抑郁情绪。有的强迫症患者说："我总是感觉到惶恐不安，是不是有焦虑症了？"或者说："我总是闷闷不乐，对什么都不感兴趣，是不是得抑郁症了？"其实，对强迫症患者来说，这些焦虑或抑郁情绪往往是由强迫症引起的，或者叫继发症状，并不是典型的焦虑症或抑郁症。

强迫症患者为什么很多会焦虑或抑郁？根本原因就是摆脱不了"怕"。一个人，自知力完整，对自己的问题清清楚楚，却总也摆脱不了"怕"的困扰。越想摆脱，越无法摆脱，日子久了，能不焦虑吗？持续焦虑下去，做事情还有兴趣吗？当然没有。当兴趣降低、情绪低落，人自然就会抑郁。而当强迫症状缓解后，那些焦虑、抑郁情绪，自然就得到缓解。因此，对于强迫症伴发的焦虑、抑郁，解决强迫症才是关键。

这里还需要特别说明一点，本书在介绍强迫症的同时，也会谈到恐惧症，因为恐惧症与强迫症的表现有不少相似之处，甚至有时很难区分。比如，洁癖是强迫症还是恐惧症？其实很难清楚地区分。因此，考虑到恐惧症与强迫症表现及治疗上的相似性，本书也会介绍一些常见的恐惧症。

02 强迫及相关问题的主要类别

洁癖类强迫

洁癖类强迫也叫不洁恐惧，术语叫强迫性洗涤。

洁癖往往分为两种：第一种，怕现实的脏，如怕细菌、病毒、老鼠或其他特定物等。表现为不敢用手摸脏的东西，不敢睡宾馆的床单，走路怕踩到粪便、踩到老鼠等。回家后，要反复清洗。他们内心有个雪崩式的推理过程，如“脏了，没洗干净的话，就会把脏东西带回家，可能就会碰到吃的，脏东西可能就会进我的嘴里，那可接受不了。”甚至由踩到狗屎，想象一系列“传染链”，最后觉得狗屎可能会进入嘴里，若不反复洗干净，那还了得？有的人并不是怕自己得病，而是怕因为自己的不小心，让自己的孩子得了病，那还了得？于是，他们会控制不住地反复清洗。

第二种，怕象征意义上的脏。比如，一想到与性有关的念头，就觉得不好，就会控制不住去洗。或者，看到或想到不吉利的事物，如死人、癌症、报应等，就会非常不安，于是反复清洗，直到完全放心为止。再或，看到或想到讨厌的人，或者认为间接接触了讨厌的人，就会反复清洗。他们并非觉得手或者身体不干净，而是觉得自己的心不干净或身上被污染了。那怎么办？只好通过洗手来缓解这种不安，似乎通过洗手就能把自己内心的不干净或不吉利洗去。这类反复洗涤更像是一种强迫性仪式行为。

检查类强迫

常见表现为：做了某件事之后，总感觉做得不够好，不放心，于是反复检查、反复回忆、反复询问等。这类强迫症又可以细分为五个小类。

第一小类，**反复检查**。例如，出门后总感觉门没锁好，于是反复推门、锁门；离开某个地方，总怕丢东西，于是反复检查场地四周，常常拍照留存；总怕手机不小心上传个人隐私到网络，因此反复检查或删除浏览记录，也常常截屏、录屏留存，导致需要多个手机或者硬盘进行存储；考试过程中，总怕答案没涂对，于是反复核对，往往因此影响后面的答题。其实，自己心里也清楚这样会因小失大，但无法控制。也有人考试过后，总怕准考证信息没有写对，担惊受怕，直到成绩出来了，才能完全放心。

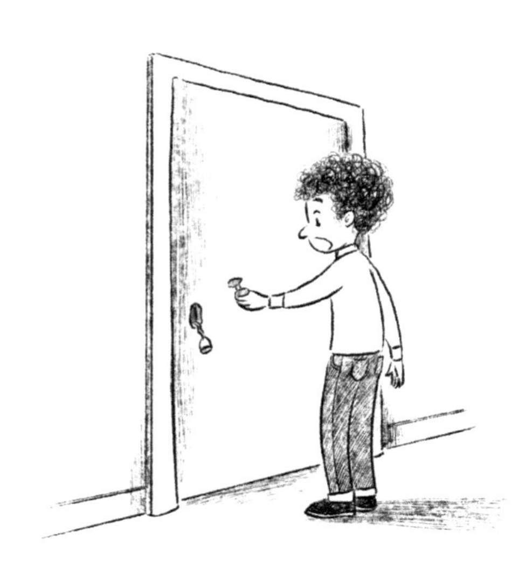

第二小类，**强迫回忆**。比如，做过事情以后总不放心，要反复“捋”，从前往后想，直到完全想清楚、完全想到位才能停下来，

然后才能开始做后面的事情。如果中间被打扰，就要从头开始再捋一遍，直到完全放心为止。否则，就不能离开某个地方，或不能开始做某件事。也有人对做过的事成年累月地牵挂，直到下一个担心的事情出现，前面的担心才能丢掉。

第三小类，**强迫性穷思竭虑**。钻牛角尖，会过度“检查”（思考）一些没有答案的问题，否则就感觉有事没完成，放不下。例如，“为什么 1+1=2，不等于 3？”“人死后到哪里去了？”“电视机的工作原理是什么？”等。

我接待过一个 20 多岁的小伙子，多年来，总是纠结“人为什么会长白头发？我能不能搞个发明，让人不长白头发，只长黑头发？”“有些人为什么吃得多还长不胖？”他反复纠结，到处问专家、查资料，依然解决不了这个困扰。实际上，钻牛角尖是正常的，偶尔想想没问题，但钻过头就成问题了。

第四小类，**强迫询问**。对做过的事不放心，总要反复询问别人，如问家人、同事等，只有别人肯定的回答才能让他安心。其实，他们问的问题往往都很简单，自己心里也清楚怎么回事，但就是怕万一出错。

我接待过一个做工业设计的小伙子，每次设计图纸后，总要反复问同事设计得对不对。奇怪的是，他不问复杂的，只问最简单的，如某个图例对不对。他的想法是，如果最简单的图例都搞错了，那其他地方的错误岂不更严重？

第五小类，**过度囤积**。自己用过的东西，如没用的旧物件甚至垃圾等，都不敢轻易扔掉，总怕里面夹杂着重要的东西。所以，扔掉之前，总要反复检查。来不及检查就囤积起来，等有时间再仔细检查，直至完全放心后才敢扔掉。长此以往，家里的垃圾越堆越多，甚至臭气熏天，即使如此，也不敢轻易扔掉。

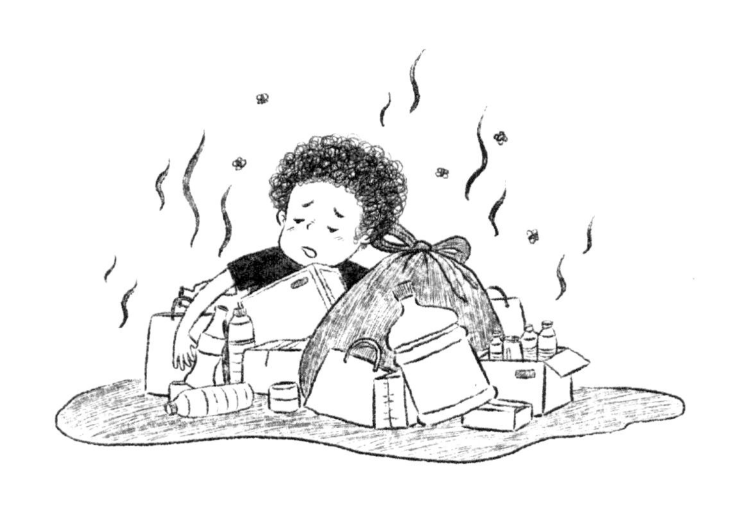

仪式类强迫

表现为特别怕不吉利，或者怕自己犯错，遭受某种超自然力量的惩罚。仪式类强迫可以细分为三个小类。

第一小类，**不吉利恐惧**。认为某些物品、数字等不吉利，强烈回避这些物品或数字。越回避越恐惧，甚至连这些物品触碰过的物品、地点都觉得沾染上了某些不吉利。因此，回避的地方越来越多，甚至觉得每一个地方都不吉利，最后寸步难行。有的人在做一件重要事情之前，为了避免沾染上某些不吉利的念头，就会想办法把自己脑海里那些不吉利的念头或感觉“抵消”或“覆盖”掉，需要“抵消”到固定的遍数（吉祥数字）或者觉得完全排除干净才能开始做事。否则，就会觉得后面接触的东西或者做的事情也被污染了。严重者甚至做任何一个动作，都要“抵消”，比如穿衣、脱衣、起床、进出门等，举步维艰。更有甚者会做一些动作，如推开、回击等，抵御某些“敌人”的攻击。别人可能会觉得很奇怪，但他们清楚地知道自己在做什么，在他人面前尚能控制，但独处时，就难以自控。

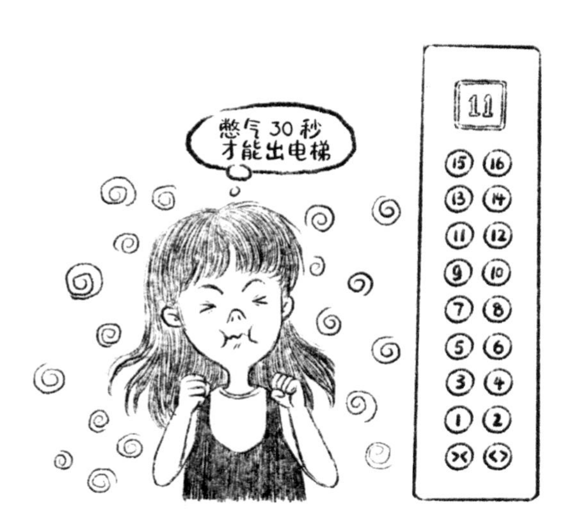

第二小类，**强迫性仪式动作**。比如，放某样东西，只能放在某个位置，或者只能正着摆，不能斜着摆；出门只能先迈左脚，后迈右脚；比赛时只能穿某双鞋子等。否则，总感觉不好、不吉利。

我接待过一个 13 岁的男生，他走到街上时，如果对面的人不小心碰了他一下，他就受不了，一定要转身跑很远，超过人家后，再回过头，不经意似的“蹭人家一下”，只有这样才舒服。为什么？他觉得：“是那个人主动碰的我，而不是我主动碰的他。这样的话，他就可能会把他身上的霉运传到我身上。所以，一定要还回去，要不然就要倒霉了……”

第三小类，**死人恐惧**。有的人特别害怕与死人相关的东西，如黑纱、白花、骨灰盒等，回避与这些东西有关的任何场合。有的人不敢想到死者的名字，会回避死者祭日等。有的人甚至不敢看电视，就怕看到讣告之类的新闻。不小心想到了、看到了或接触了这些自认为不吉利的东西，就通过反复做一些动作或某些程序如念念有词、反复洗澡等，来抵消这些不吉利带来的恐惧感。

注意力相关强迫

这类强迫症状的出现，多数与自我要求过高有关。当注意力被干扰，做事效率下降，自我表现不好的时候，求助者就很难接受。因此，对这些干扰会非常排斥，越排斥，对这些干扰就越敏感，注意力越不集中。最后陷入不良循环，无法自拔。

注意力相关强迫可以分为五个小类。

第一小类，**注意力不集中恐惧**。关注的对象是注意力本身，即总怕自己的注意力不集中，越想控制自己的注意力，想把注意力拉回到当下，注意力就越不集中，越容易走神。注意力跑哪儿去了呢？求助者自己有时候也不清楚。有的是跑到周围无关的事物上，有的是跑到对自己注意力本身的监控上。越控制，用于监控的注意资源就越多，用于正常生活的部分就越少，以至于求助者自己都不知道怎样才能找回注意力集中的自然状态。

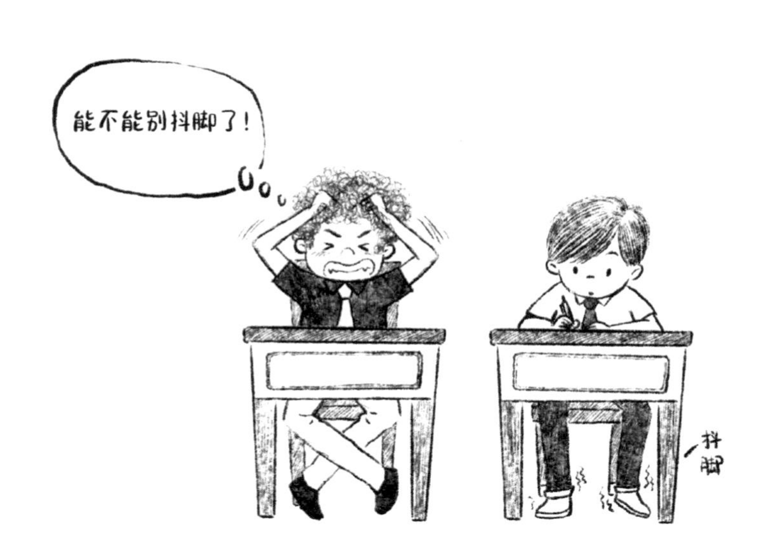

第二小类，**余光恐惧**。余光恐惧，又叫余光强迫，指因排斥对余光里人或物的关注，反而过于关注余光而无法专注于眼前的恐惧心理。余光恐惧分“余物”与“余人”两类。余物的，总是怕关注余光里不该关注的物品而无法专注于“眼前”正事，越怕关注，越关注，以至于无法专注当下或眼前的事情。余人的，常表现为社交恐惧，一般起始于对异性敏感部位关注的排斥，后可泛化为对同性或物体关注的排斥。常认为自己的余光或不自然的眼神会影响别人，会把别人的举动当成对自己余光的回应，陷入敏感与紧张相互作用的不良循环，常通过逃避交往缓解痛苦。余人恐惧者一般有自知力，有求治愿望，与关系妄想者是不同的。

第三小类，**强迫表象**。即越怕脑子里出现某些生动的体验，如画面、声音等，脑子里就越会出现这些东西。最后，形成“越排斥，画面或声音出现得越频繁”的不良循环。其中，不道德的强迫表象最具代表性。比如，总怕自己出现某些性幻想或暴力的念头，越不让出现，出现得越频繁。

我曾接待过一位十六七岁的女孩，她十三四岁开始对异性有性幻想。开始时，脑子里会冒出和男明星拥抱、接吻等画面，她就觉得“太脏了，怎么会有这么糟糕的念头”。后来，这些画面的对象扩展到身边的亲人身上。本来她的成绩非常好，后来因为上课过程中也会冒出这些画面，所以不得不休学了。休学后外出打工，也不行，一边工作，一边冒画面，坚持了一个月受不了，只能回家。躲在家里，仍旧没办法控制那些画面的出现。可以想象，她有多煎熬！

第四小类，**噪声强迫**。有的人在学习、工作或睡觉时，特别怕周围有噪声，即使是很小的噪声如钟表表针的走动声，也会干扰他的注意力，让其寝食难安，总是觉得没有安静之所，到任何地方都不太满意。其实他自己也明白没必要那么关注，却控制不住。

第五小类，**失眠强迫**。表现为过度怕失眠。睡眠本来是个轻松、自然的过程，如果太在意睡眠，这种“在意”便会破坏这个自然的过程，出现越想放松越放松不了、越怕失眠越失眠的结果。到最后，有的人都不知道该如何睡觉了。强迫性失眠者的悲观推测链条是：如果自己睡不好，第二天状态就不好，状态不好，那就学习不好或者工作不好，如果考不上好大学或者丢掉了工作，就没法娶妻生子，就完蛋了；另外一个分支链条是一辈子都这样睡不好，那自己的生命质量太低了，完蛋了……因此拼命地控制睡眠，结果越控制越失控。

靶器官类强迫

靶器官类强迫，简言之就是与躯体功能有关的强迫。靶器官本来是一个医学名词，如治疗心脏病的药被人服用后，随着血液流到了心脏，药物主要作用于心脏，那么心脏就是心脏病药物的靶器官。为了表达方便，鲁教授将这个词引用到了疏导疗法中，指的是：你越关注身体某个部位，就会感觉那个部位越不舒服。比如有的人恐惧狂犬病，见到狗就躲，狗从他旁边走过，距离可能有一两米远，他就怀疑“会不会咬到我”，担心一出现，就开始感觉狗经过的那侧小腿发热发疼，因此马上检查，看自己有没有被咬到。狗从他旁边经过，他明明知道没碰到，“但万一呢”，因此不得不检查一下，有时他感觉甚至比真被咬到还要疼。可以看出，心理作用的影响有多大！腿成了他的靶器官。我们的很多症状都是“病由心造”，口水强迫，咽部就是靶器官；过分焦虑导致血压升高，心血管系统就是靶器官。

靶器官类强迫有多种不同的表现形式。

第一种是较为常见的，叫**呼吸强迫**。如果我们不去关注自己的呼吸，一呼一吸是很自然的过程，“生命就在一呼一吸之间”嘛！

但有人会控制不住地去关注自己是如何呼吸的，而且特别排斥这种关注感，导致注意力被分成了两部分，一部分做事，另一部分是关注与排斥的纠结。最后，注意力不由自主地“吸附”在呼吸上，再也不能忘记对呼吸的关注，怎么也回不到自然呼吸的放松状态，越急越糟糕，陷入恶性循环。

第二种与呼吸强迫类似，叫**口水强迫**。具体表现为越怕流口水，越关注咽喉部位，口水就越多。在给口水强迫症求助者进行疏导时，我也会不由自主地关注自己的咽部，口水也会增多，这很正常，但我无所谓，几秒钟后就不在乎了。而有这些症状的朋友呢？就怕自己关注，怕流口水，结果越不让关注越关注，越怕流口水，口水就流得越多。而且他们特别怕别人看到自己咽口水，从而对自己有不好的评价，如认为自己不正经等。有的人会觉得自己咽口水的声音太大，会影响旁边的人，因此会把别人不经意的动作当成对自己咽口水的回应或不满，从而更加痛苦。

第三种，**性功能强迫**或**性功能焦虑**。求助者本身性功能没有问题，但就是担心自己的性功能有问题，常为性功能所焦虑。常言道，心身一体，心理和身体往往相互影响，往往越怕什么越来什么。一焦虑，性功能自然会受到影响。

第四种，**小便强迫**，也叫**尿意频繁**。具体表现为，睡觉前要多次去卫生间，而实际上并没有多少尿量。一方面，是焦虑引起尿道括约肌的“靶器官效应”，容易频繁引起尿意，好像再不上厕所就憋不住了。另一方面，有的人对睡眠太关注，总认为自己已躺下十多分钟了，又多了一点儿尿量，还是排干净放心，以免影响睡眠。

第五种，**境遇性排尿障碍**，有人称之为**尿羞症**。有这类症状的往往是男性，主要表现为小便时旁边有人就紧张，一紧张就尿不出来，俗称尿吃，和口吃的原理差不多。而独自一人或在单独隔间里小便就没有任何问题。

第六种，**高血压恐惧**。有的人怕量血压，平时血压不高，但一量血压，血压就急剧升高，我们称之为“白大褂效应”。

十多年前，我接待过一位 37 岁的求助者，在朋友因冠心病住院后，他开始对血压特别关注。他本身血压没问题，但自从关注后，每次量血压，血压都高。实际上，他知道是因自己的焦虑而致，但对这种“关注→血压升高→更关注→高血压持续”的不良循环束手无策。经过疏导，慢慢放松后，他的血压才逐渐恢复正常。

第七种，**身体抽动强迫**。包括怕手抖、怕头抖、怕肠鸣音、怕挤眼睛、怕呕吐、怕伸舌头等，结果越怕，这些部位抖动、抽动、活动得越严重。陷入“怕关注→紧张→不适感或抖动感→排斥→更加紧张、抖动更厉害→更加排斥、更加关注”的不良循环，无法自拔。最后常会逃避人际交往，和社恐无异。

第八种，**身体不适强迫**。包括某部位发热感、蠕动感，舌头僵直感等。大家可以尝试一下：你的后背本来是不痒的，若你关注后背几分钟，看看它痒不痒，时间长了，会感觉好像真的有点儿痒，越“盯”越受不了，最后不得不抓一下才舒服。

曾有一位小伙子，多年来总感觉自己右侧脸颊有从上往下的蠕动感，各种检查均无异常，但这种蠕动感总是出现，他为此甚感烦恼。其实，这种症状就是偶尔的正常关注感被“怕”强化的结果。

第九种，**触感强迫**。控制不住地关注衣服和皮肤接触的部位，如衣领与颈部接触的部位、裤脚与脚面接触的部位等，越关注，越感觉不适，怎么调整都觉得不舒服，但却做不到不关注。

第十种，**体臭恐惧**。总觉得自己身体某些部位如腋下等会散发某种怪味，进而出现回避人群、反复擦洗、用香水掩盖等行为。“味由心生”，他们本来没有体味，但因为过于自我怀疑，从而导致在极端恐惧下出现“真的有臭味”的错觉。

失控类强迫

这类强迫症以强迫意向为主，主要怕自己失控，做出不恰当、不道德或不合法的行为。为了减少恐惧，他们会回避相关场合及相关人士。然而回避了现实，却回避不了内心的恐惧，各种回避并不能让自己完全放心。失控类强迫也可以细分为几小类，我们主要介绍两类。

第一小类，**失控恐惧**。怕说出一些不合时宜的话或做出不合时宜的动作，如走到高处，有一种往下跳的冲动，因此，他们会回避这些场合。

第二小类，**犯罪恐惧**。怕自己控制不住去犯罪，如有的人看到刀子，就怕自己会失控杀人，因此常会把这些尖锐物品藏起来。眼不见，心不乱。

当然，强迫及其相关问题的种类还有很多，本书难以一一描述，但万变不离一个“怕”字。那些本书未能列举的症状，也是完全可以参照类似的症状进行自我疏导的。

03 为什么我会出现强迫症

在上文中，我们把强迫症比喻成一棵树，那么，如何来理解这棵树呢？

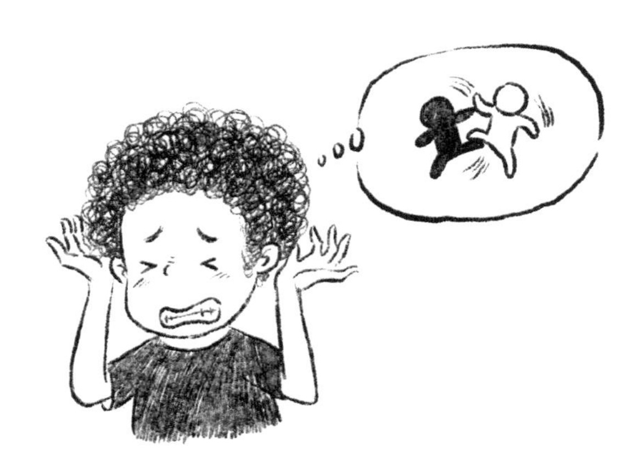

一个人出生后，如果受到长期不良的教育或培养，就会逐渐形成过强或过弱的性格，如虚荣心、自尊心过强，自信心过弱，伦理道德观念过强，对自己、别人要求过高，过于严谨、认真，过于完美主义，依赖性过强，等等。

在年龄还小时，这些过头的性格一般不会显山露水，但进入青春期后则大有不同。到了青春期，个人的内心冲突会猛烈加剧，既渴望不受约束，轻松、自由，又担心这样的自由会导致糟糕的后果或受到严重的惩罚。如果个人不能很好地处理这些冲突，冲突就会演变为各类心理症状，强迫症就是其中常见的一种。就像火山内部岩浆活动过于剧烈，最后冲破地壳喷发出来一样。**一个人的内心冲突无法调和时，就会爆发出外在的症状，不在A处，就在B处。**这也是有的求助者症状千变万化的原因。

从树的模型来看，强迫症的根源是过头性格，或者说是性格缺陷。但有的人认为，强迫症是因大脑神经递质出现了问题。因此，他们主张，必须通过药物调节神经递质，才能治好强迫症。各说各的理，就把大家搞糊涂了。

那么，强迫症的根源究竟是性格问题，还是神经递质问题呢？

众所周知，神经递质有很多种，如多巴胺、5-羟色胺（5-HT）等，人们的一言一行也都需要依靠神经系统的调节。那么，神经细胞如何连接呢？靠神经突触。但两个突触之间，并非像手握手一样直接拉起来，而是有空隙的。5-羟色胺等各种神经递质就像邮递员一样，在空隙里来来往往传递信息。

持神经递质失调观点的人，是如何解释强迫症的产生呢？他们认为是因为大脑里面的神经递质，如5-羟色胺失调，才导致强迫行为，让人“钻牛角尖”的。对于这种解释，我有不同的看法。即使焦虑确实与神经递质失调有关，我们也不能轻易把神经递质的失调当成原因。相反，我认为焦虑是“果”，而不是“因”。

那么，什么是“因”呢？我们一直无法丢掉的“怕”才是因。就像一条狗向我们冲过来，我们血液中的肾上腺素会迅速增高一样。我们是先怕狗，肾上腺素才增高的，这样我们腿上才会有力量，才能逃跑，而不是肾上腺素先提高，我们才怕狗的。别人遇到一件事，一会儿就过去了，而我们遇到一件事，三五天都丢不掉。**如果长期纠结一件事，一直“怕”，长此以往，神经递质就慢慢失调了。简言之，持续的“怕”会导致神经递质失调。也就是说，过头性格导致的丢不掉的“怕”，才是原因。**

因果关系搞清楚了，药物治疗和心理治疗的关系也就清楚了。药物治疗调节神经递质，是对果治疗；而通过心理治疗优化性格，缓解“怕”，则是对因治疗。

* * *

又有人问，为什么我会揪着“怕”不放呢？有时候明明知道应该没问题了，但为什么就是不放心？这里就需要大家了解一下神经系统的相关知识了，特别是关于大脑神经细胞的兴奋与抑制功能。

研究发现，大脑神经细胞有兴奋和抑制两个状态，类似于我们白天工作，晚上休息。白天我们清醒，大部分大脑神经细胞的兴奋性增强，抑制性减弱；晚上我们休息，大部分大脑神经细胞的兴奋性减弱，抑制性增强。当然，并不是所有的大脑神经细胞晚上都休息，那样的话我们命都没了。为什么会做梦？周围有大点儿声音时为什么会醒来？因为还有一些大脑神经细胞处于兴奋状态，在“值班”。

如果我们的心态很好，生活很轻松，神经细胞的兴奋性与抑制性就会很协调，像活塞运动一样，一上一下，有机统一。当出现心理困扰时，这个有机统一就会受到干扰，就会紊乱。

拿睡眠来说明我们的症状，道理是一样的。比如，白天大部分人的大脑神经细胞的兴奋性上升，工作效率很高。到了晚上十一二点，大脑神经细胞的兴奋性开始下降，抑制性开始上升，上升到一定水平，人就睡着了，再上升一些，就睡得很深了。睡到第二天早上六七点，抑制性就开始下降，兴奋性开始上升，就慢慢醒来了。刚醒来时，脑袋会有点蒙，过一段时间，兴奋性继续上升，人就会很清醒，精力也会很充沛。

如果性格过了头，内心就会容易冲突，白天已经很累了，到了晚上，大脑神经细胞兴奋性本该开始下降，但由于思虑不停，就会导致兴奋性下不来，抑制性上不去，就很难入睡。熬到凌晨一两点，不经意间睡着了，但因心中有事，睡眠往往比较浅。一旦外界稍有干扰，或睡了一觉正迷迷糊糊时，兴奋性迅速上升，人便醒了过来，很难再睡着了。长此以往，就会导致兴奋与抑制功能不协调。兴奋性和抑制性都无法上升或下降到位，总是“悬在半空”，时间长了，就会导致大脑出现疲劳状态。大脑是人体的总司令部，司令部乱了，下面的各个分支机构肯定也会乱，就会表现为各种心理或躯体上的不适。

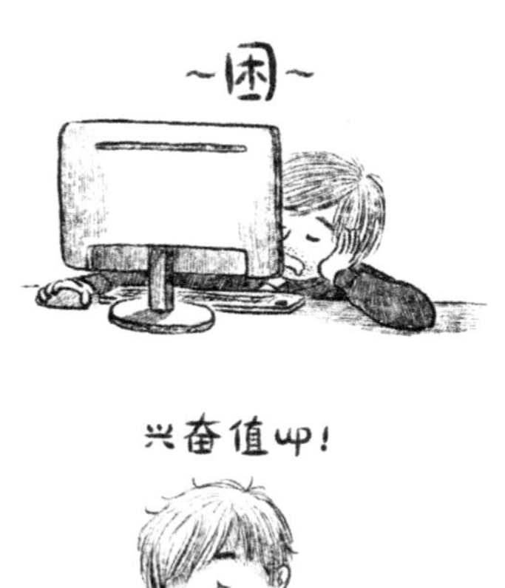

在大脑疲劳状态的基础上，如果“怕”持续存在，久而久之，在大脑皮层上就容易形成兴奋区，医学上称之为“惰性病理兴奋灶”。“惰性”说明这个“兴奋区”不容易消失，“病理”说明它让人不舒服。这一长期形成的惰性病理兴奋灶就是强迫症状较顽固的原因。

如果只是大脑疲劳状态，没有惰性病理兴奋灶，那可能表现为一般的焦虑或抑郁状态，因为焦虑或抑郁都没有明确的“怕”的对象。如果有病理兴奋灶，就说明有明确的“怕”的对象。

举个例子，某人关门之后总要反复检查，即使已确认多次且明知门已关好，却仍然不放心，总是怕万一，这可能就是惰性病理兴奋灶在起作用了。惰性病理兴奋灶一旦形成，思维就会集中在某一点，如盯着某个“万一”不放。

当然，提到惰性病理兴奋灶，不免有人担心，“兴奋灶”，难道是大脑坏了？当然不是，其实只是功能失调，而非大脑有什么器质性的病变。经过心理调整，内心冲突减少了，功能失调情况缓解了，兴奋灶自然就会弱化，症状也就会自然缓解。

* * *

既然症状来源于“怕”，“怕”又来自性格，那是什么样的性格导致强迫症产生的呢？

疏导疗法一般将性格分为强型、弱型、均衡型。

强型的表现是什么呢？好强、好胜、任性自负、以自我为中心、凡事“我说了算”、暴躁、情感丰富强烈、自制力差等。

弱型的表现往往与强型相反，如胆小怕事、敏感多疑、好幻想、有事不外露、积极性差、依赖性强、犹豫、孤僻好静等。

那么，均衡型的表现呢？当然是较为良好积极的特征，如冷静沉着、开朗乐观、积极性强、适应能力好、勇于克服困难、善于解决矛盾、好活动、情绪稳定、有自制力等。

性格既然有强弱之分，不同性格的人遇事的反应当然也会不一样。例如，强型的人遇事容易激动、心急，容易引起神经系统的紧张性兴奋，时间长了，就会出现大脑疲劳。弱型的人有事闷在心里，越想越多，最后也容易导致大脑疲劳。而均衡型的人遇事能积极面对，就不太容易出现大脑疲劳。这么看来，强型和弱型虽然很不一样，但都是容易导致大脑疲劳的。很不幸的是，强迫症患者身上往往是强型、弱型性格都有。仔细想来，大脑长期处于兴奋状态能不疲劳吗？大家结合自身想一下，是不是强型和弱型性格都有？

除强弱之分外，在性格的严谨程度上，也有“过”和“不过”之分。

从严谨程度看，人群的性格总体呈正态分布，类似枣核的形状——中间大，两端小。处于中间的群体比较健康，而处于两端者则有过头性格。这个枣核的一端就是我们这些性格严谨过头的人。你可能拥有令人羡慕的物质生活或是聪明才智，在他人看来，我们应该活得很快乐才对，然而个中辛酸只有自己知道。而枣核的另一端却与我们的过头性格恰恰相反，他们属于过分放纵的人：脸皮厚，吊儿郎当，从来不在乎别人的评价，不讲伦理道德，无规则意识，如街头有些小痞子、小混混，就处在这一端。

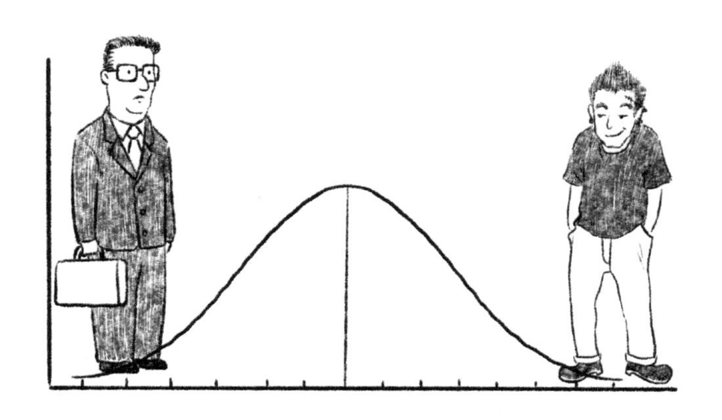

我们这一端，脸皮薄、胆小怕事、谨慎小心，属于好孩子、乖孩子，时常自卑，偶尔自大，心理素质不够好。那么脸皮厚的一端呢？他们似乎天不怕、地不怕，好像心理素质特别好似的，其实不然。我曾经多次给少年犯做心理辅导，他们的心态实际上也很不好，表面看似自大，其实内心自卑。为什么？因为，他们从小就是大家心中的坏孩子。

“脸皮薄”与“脸皮厚”虽然外在表现完全不同，但其实内在是相差无几的，都是既自大又自卑，唯独缺少的是自信。从这里也可以看出，自卑和自大不是截然分开的，而是一体两面。那些看起来狂妄自大的人，往往是用自大来掩饰内心的自卑。而经常自卑的人，也往往会对自己要求过高，总希望比别人强，这又何尝不是自大？

如上所述，强迫症患者都是过于严谨的人。那么，这种严谨的性格，是先天的吗？当然不是。

其实，人刚出生的时候，内心是不受任何条条框框约束的。在后来成长的过程中，受到家庭及社会的影响，才慢慢知道哪些事情能做、哪些事情不能做，也是在这一过程中，各种条条框框慢慢形成。条条框框，就是所谓的规矩。可以说，一个没有规矩的人，是不为社会所接纳的。但是如果这个规矩过于苛刻，条条框框过小的话，肯定也会出问题。

打个比方，一般人的条条框框直径是 4 米，这样他在里面活动相对就比较自如。但是如果我们从小成长的环境比较苛刻，条条框框不断缩小，甚至到最后直径只剩下 40 厘米，那就会处处不自由了。人不是机器，你划定好范围，他便不会出圈。就常人而言，活动范围至少也需要 2~3 米，但如果你给自己限定 40 厘米大的圈子，就会很容易出圈。而一旦出圈，就会陷入自我斗争：“这样做不好吧？人家会怎么看啊！”这难道不是画地为牢吗？**问题的根源不在于你出圈了，而在于你给自己设定的圈子太小了。**给自己设定的条条框框越小，就会越不自由，就越怕不完美、怕万一，顾虑就越多。

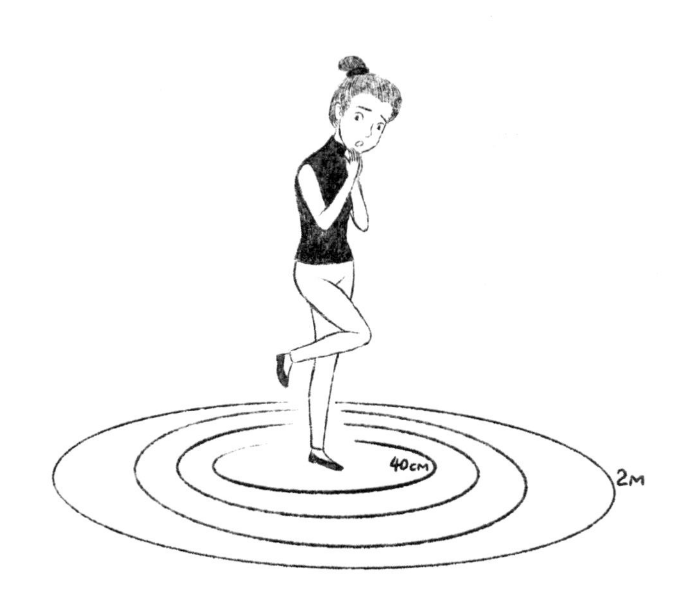

这些条条框框一旦形成，就会像紧箍咒一样，时时刻刻束缚着你，那你怎么可能过得好、过得轻松？在强迫症患者身上，这些条条框框非常多，如对自己的为人处世、人际关系、睡眠以及身体健康等都有特别的标准或要求。实际上，强迫症患者的很多想法一般人也会有，为什么唯独你陷进去了？就是因为你的过头性格。

那么，疏导治疗能起什么作用呢？

它能帮助你通过自我认识，一点点砸碎你脑袋上的“紧箍咒”，把你内心的“条条框框”慢慢放大，让你过得更自由些。比如，有的求助者怕有乱伦的想法，怕看异性的敏感部位，怕异性看出自己内心的“阴暗”，甚至有时想到比较喜欢的异性，就很自责，觉得自己不正常。不难看出，这样的伦理道德观念有多过头，恨不得掐灭自己的欲望。但我们都是人，怎么可能做得到？那我们能怎么办？只有自己认清楚这个紧箍咒是怎么回事，然后一点一点把它砸下来才行。希望大家以后能逐渐轻松自在起来，而不要像现在处处“条条框框”，时时“伦理道德”，多痛苦啊！

* * *

既然强迫症状和性格有关，那么心理治疗与性格改造有什么样的关系？和我们神经系统又有什么样的关系呢？为解答这两个问题，在这里为大家介绍一下神经系统的“大路”与“小路”。

人的神经网络纵横交错，神经细胞通过树突、轴突相互连接，各种神经递质就像邮递员一样，来往于树突和轴突之间。那么，从小形成的性格模式，也就是长久以来习惯化的、固定化的神经系统反应模式，能不能改变呢？答案是肯定的。美国神经心理学家的研究表明，**从生理学角度来看，如果你重复做某件事，某些神经细胞之间就会建立起长期而固定的关系。比如，如果你每天都很生气，感到受挫，觉得悲惨痛苦，那么你就每天都在重复地为那张神经网络接线缝合**。不该走的小路，你走偏了天天去踩它，最后它就会变成一条大路，即你习惯性的情绪模式。习惯巩固下来，可不就成了性格嘛！总而言之，神经系统是可塑的，这个结论是有生理学研究基础的。

一条“毛毛路”，一天走一个邮递员就够了，但由于我们性格的问题，一天走了一百个邮递员，就会把小路踩成大马路。而本来一天该走一百个邮递员的大马路，邮递员却也走偏了，九十九个邮递员都从“毛毛路”溜走了，只剩下一个在走正道，大马路慢慢就荒芜了，变成“毛毛路”了。神经系统与各器官、组织的连接和这个道理是类似的。越关注某个部位，这个部位的“邮递员”就越多，你就会感觉不舒服。越关注，就越觉得似乎真的有问题，甚至比真正生病的感受还逼真、还难受。如果有个人说，身体的某个部位不舒服，我们不能怀疑当事人的感觉，更不能说“你装的吧？”他的不舒服是确实存在的，只不过是“病由心造”而已。

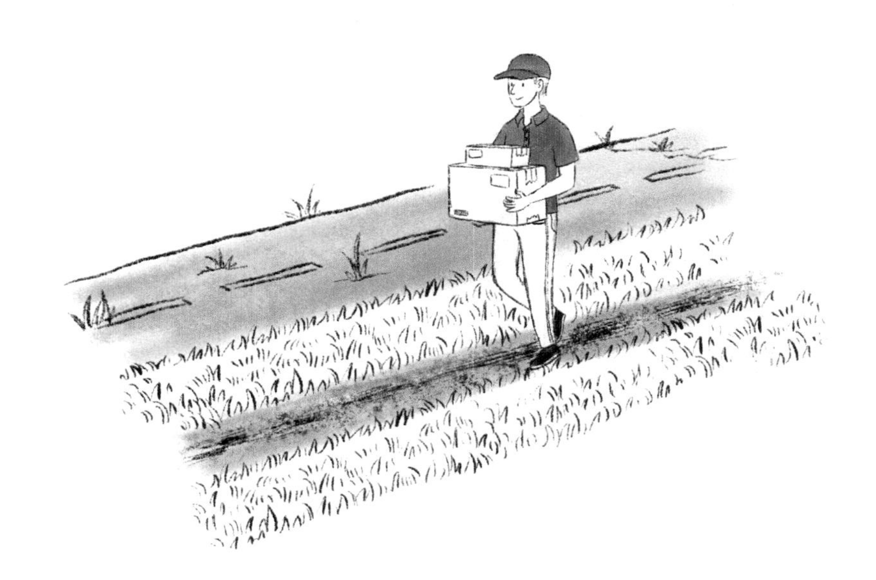

靶器官强迫是这个原理，习惯性的强迫思维也是一样的。如果你能逐渐调整思考的角度，不再恐惧、焦虑，神经递质自然会慢慢改变，走偏的大路就会变成小路乃至消失，我们习惯性的思维或者不良的条件反射会慢慢淡去，正常的条件反射就会逐渐恢复。有的事情，哈哈一笑就过去了，而不会像现在这样成年累月地为之纠结。

04　为什么说强迫症状是冲突的产物

在了解内心冲突之前，大家需要先了解一下人的本能。精神分析理论的“祖师爷”弗洛伊德认为，性欲望和攻击欲望是人类的两大本能。性，是为了和别人建立关系，与别人相融，走出孤独的状态；攻击，是为了让自己不受侵犯，与别人有区别，保留自己的个性和独立。这两种本能都是生命力的体现。

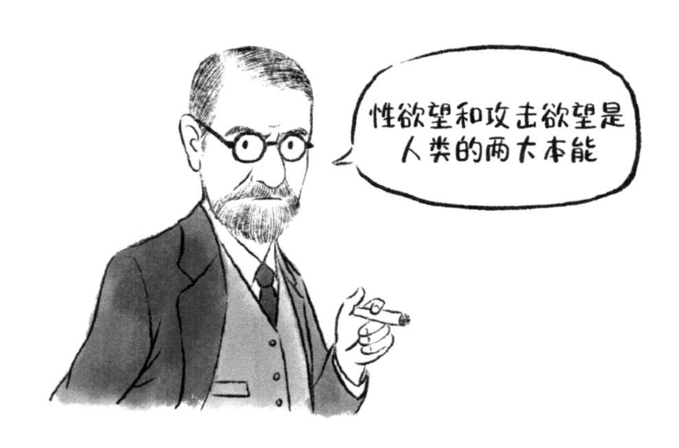

那么，我们主要会有哪些内心冲突，它们又是如何导致症状的呢？

第一，意识与潜意识的冲突。

什么是意识呢？意识就是你脑海中出现的，能觉察到的一些思维、情绪、感受等。而潜意识又称为无意识，是人的性或攻击等本能的欲望由于社会标准不允许，得不到满足而“潜伏”下来，被压抑到潜意识之中。这里的无意识，不是“没有”意识，而是潜意识的另一种说法。你虽然感觉不到潜意识，但它们并不是不存在，也不是完全消失了，而是在无意识层面积极活动，以你觉察不到的方式影响着你的意识和行为，如我们常见的失误行为或失误言语。当然，潜意识里也会压抑一些与性或攻击有关的情绪，如愤怒、恐惧等。比如，有些人非常怕蛇，即使你拿一条塑料蛇给他，尽管已经提前告诉他这条蛇是假的，但当你把蛇给他的时候，他依然会非常害怕。虽然他理智上知道是假蛇，但感觉上却是莫名的、说不出的害怕。而这种说不清道不明的害怕就来自潜意识。

与对蛇的恐惧一样，**强迫症往往也表现为理智与情感的冲突。理智上，自己往往知道应该怎么做，但感觉上就是怕万一，就是不放心。这个理智是属于意识的部分，而那种怕的感觉往往就是属于潜意识的部分。**

每个人都有意识与潜意识的冲突，但当一个人的自我无力处理这种内在冲突的时候，冲突就会出现在意识层面，以症状的形式表现出来，如总怕自己犯错、讨厌脏、怕失控攻击别人、怕说有违伦理的话或做有违伦理的事。其实，这些症状正是对潜意识中做错事、攻击别人、说脏话、乱性等这些本能冲动的掩饰。

拿冰山打比方，意识像冰山水面以上的部分，而潜意识像水面以下的部分。因为潜意识的力量比意识大得多，所以想用意识上的理智战胜潜意识中“怕”的情绪是很难的。

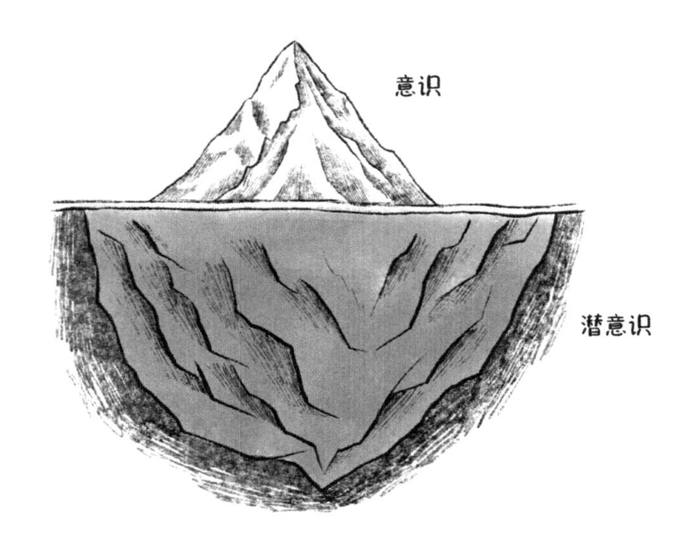

那怎么办？只能通过理智指导自己的行动，借助行动这个“通道”，慢慢调整情绪。也就是说，**对于“怕”，用理智强压或回避都是没用的，只有面对它、接纳它的存在，它才会慢慢离去。**

其实这种潜意识里的冲突，究其本源，是来自人格上的冲突。那么，人格上的冲突究竟是怎么产生的呢？那就要涉及弗洛伊德经典的人格理论：本我、自我和超我。

第二，本我与超我的冲突。

弗洛伊德认为，一个人的人格由本我、自我、超我三部分组成。其中，本我是人性中最原始的我、“兽性”的我，遵循的是快乐原则。追求得过且过、及时行乐，怎么过瘾怎么来，不会管别人怎么看，只管自己开心。

超我是后天教育的结果，是“神性”的我，代表良心、道德和规则，遵循的是理想原则。表现为“高标准、严要求、完美主义”，渴望把事情做得完美，让所有人都说好。

《西游记》里的唐僧便是超我较强的典型人物。与此相反，本我就有点像初期的孙悟空。结合这两个个性较为鲜明的人物，大家或许能更好地明白本我和超我的关系。

一个本我，一个超我；一个兽，一个神。超我既要监督本我，以免本我犯错误，但又不能过于压制本我，否则，就会引起本我的剧烈反弹。唐僧后来就明白了，不能过于压抑悟空，否则，悟空可能会撂挑子不干。管教适当，才能皆大欢喜，顺利取经。

超我与本我像在一个跷跷板上，这个跷跷板的平衡状态就代表着自我的状态。自我其实就是现实的我，以社会允许的方式满足本我的需要，遵循现实原则。

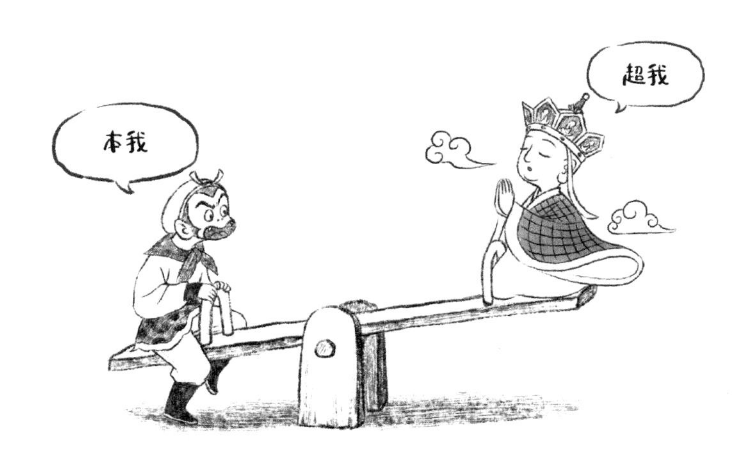

如果这个跷跷板过于不平衡了，就意味着人格的偏差。如果跷跷板全部压在本我这边会出现什么情况？不讲伦理道德，怎么快乐怎么过，只想满足本能的欲望，如性和攻击的欲望。没钱我就去偷、去抢，看谁不爽就骂他、打他，这些本我过强的代表，就有小痞子、小混混，甚至有一部分人犯了罪，需要被法律这个“大超我”再教育。

跷跷板完全压到超我这一边时，人会对自己高标准、严要求，伦理道德观念太强，过分严谨、压抑，常自我苛责，自我斗争。自己构建了一座“心灵的监狱”把自己关起来。强迫症便是如此。

健康的人格结构应是自我比较强大，能够站在本我和超我之间，有效地协调本我和超我的关系，这样个人的内心才能比较和谐。如果自我太弱小，站不起来，那本我和超我就会直接发生面对面的冲突。对强迫症患者来说，就是自我太弱，而超我太强，导致超我过于压抑本我，而本我剧烈反抗，两者关系不平衡，使人感到剧烈的痛苦。所以，**克服完美主义、降低标准、允许犯错误或“吊儿郎当”一些，适当忽视超我的声音，照顾本我的需要，才有利于强迫症状的缓解。**

介绍完本我与超我的冲突，接下来介绍第三个冲突：内在父母与内在小孩的冲突。

第三，内在父母与内在小孩的冲突。

我们出生之后，随着和父母的长期互动，父母和我们的关系会逐步内化为内在父母和内在小孩的关系，成为我们性格的一部分。长大后，我们就会一直带着这个模式生活，即使远离了父母，这种关系依然存在。每个人的内心都有内在父母和内在小孩：内在父母类似于超我，即规则的制定者，提出高标准、严要求；内在小孩类似于本我，即规则的破坏者，想为所欲为，两者的关系需要平衡。

一般来说，会使人产生强迫症的家庭严厉而刻板，权威型父母要求子女绝对服从。比如，小时候父母对孩子苛刻要求：“你不能丢人！”“你不能犯错！”“你不能考低分！”“你不能太放纵！”“就你？有什么得意的？！”等，随着孩子的成长，这些严苛的声音会被孩子内化，逐步成为其性格的一部分，好像内心住着“严格的父母”——一个监督者、警告者。当孩子想要独立自由、想做自己的主人、想释放自己的攻击性或性欲望时，内在的监督者、警告者就会发出警报，严防死守，当两者的冲突不可调和时，强迫症就爆发了。

这里用反复回忆的强迫症状来说明内在小孩与内在父母的关系。反复回忆做过的事，俗称“捋”。这类求助者的内在小孩会说：“不捋了吧，捋它干啥？挺累的！”而内在父母会说：“小心点儿，千万别出错！”两个说法发生冲突，最后，内在父母占了上风，求助者就不得不反复捋下去。这个捋，是给内在父母看的——看我表现多好，你们不会惩罚我了吧？内在父母和内在小孩就是两个冲突的自己。其实，每个人内心都有内在父母和内在小孩的冲突，而显现出症状者，只是内心冲突更为严重而已。

我们长大后，内在父母和内在小孩的关系会持续存在，并且构成我们性格的主要成分，对我们的日常生活产生极大影响。对强迫症患者来说，当遇到不确定的局面时，严苛的内在父母就会出现，内在小孩就会非常恐惧，总怕出错。因此，为了避免被惩罚，就会出现反复检查、反复回忆、仪式行为等儿童式的思维或行为。这种儿童式的思维或行为，真正发生在一个儿童身上，是比较容易理解的，但如果发生在一个成人的身上，自己都无法理解，更别说别人了，自我冲突就这么产生了。所以，症状都是儿童的部分，也是内在父母与内在儿童冲突时，内在儿童用于自我保护的一种方式，只不过发生在成人身上，显得不协调而已。

就像一个 30 岁的洁癖强迫症患者，30 岁的、成人的、理智的他说：“没必要洗那么久，没什么可怕的！”而 3 岁的、儿童的、感性的他却说：“不洗的话，传染了大病怎么办？那后果不堪设想。”两者的斗争，儿童的部分占上风，就会反复清洗，直到安心为止。童年的伤口未愈，我们就会反复触碰伤口，寻求治愈。比如，小时候因为“脏”被教训过，长大后就可能一辈子和“脏”较劲，只不过表现为“爱干净”而已。不是我们没事找事，而是因为疼痛让我们无法回避。童年期某方面受了伤，这个部位就好像被冷冻了一样。

虽然其他部位都在正常生长，但被冷冻的部位一直活在严冬里，等待着春天来临——愈合、复苏和长大。被冷冻的部位常成为一个人的弱点，让人感觉到脆弱、痛苦，就是心理学上常说的“情结”。

* * *

通过上述内容我们知道，我们的超我或者内在父母过强，潜意识中也压抑着很多本能欲望，如攻击欲望或者性欲，而这些压抑也许正是导致我们强迫症状的原因。下面，我们就要了解一下，症状是如何表达潜意识的冲突和需要的。

虽然强迫症的症状五花八门，但这些均是外在的表象。就像火山灰或者岩浆一样，只是在火山外能看到的部分，真正的冲突是在地壳底下我们看不见的部分。

我们很难发现潜意识深处的冲突，但症状和潜意识冲突的关系却是有迹可循的，这个“迹”就是象征化。也就是说，症状都是潜意识冲突象征化的产物。下文中的例子能够帮助大家理解这句话。

曾经有一个小伙子，他的爸爸经常对他妈妈施暴。小时候，他敢怒不敢言。到了十五六岁，有一天，爸爸再次打妈妈时，他突然产生了一种强烈的冲动：“我要用锤子砸死爸爸！”当这个冲动念头出现时，他极为恐惧，怕自己真的会控制不住杀了爸爸。爸爸虽然不好，但杀死他不仅犯法，而且是有违伦理的，他绝对接受不了自己这样做。由此，他陷入怕自己会失控杀死爸爸的强烈恐惧中。小伙子痛苦了一段时间后，有一天走在街上，看到一个垃圾桶，突然产生了“我会不会失控去抱垃圾桶”的冲动。这个冲动出现后，失控杀爸爸的冲动就消失了。原本这个小伙子对爸爸充满愤怒，甚至想杀了爸爸，但社会伦理不允许他这么做，他只能压抑自己。但被压抑的愤怒不可能消失，总得有个出处吧！这个出处就是症状。

以垃圾桶代替父亲，以一种虽然荒谬但尚能接受的冲突代替了绝对不能接受的冲突，从另一个角度看，这不能不说是人类的一种智慧。不夸张地说，**很多强迫症状都是被压抑情绪的变相表达，或者说象征化的表达。**

在这个案例中，他潜意识中的核心冲突是“杀死爸爸→有违伦理，绝不能杀”，这个核心冲突甚至还出现过一段时间，露了个脸，让我们能够看到。但在大多数的个案中，核心冲突根本不露脸，直接显现出来的就是“怕自己抱垃圾桶”这种外在症状。很多症状就是这么艺术化地以“替代品”的形式出现，以至于我们对核心冲突可能毫无察觉。

第二个案例是个女性求助者，她总是怕不吉利，因此，每次看到与死人有关的物品，都会反复洗手。其实，她的手很干净，根本不需要洗，她也知道是自欺欺人，但通过洗手这个象征性的动作，感觉能洗去内心的不吉利感，就能心安。她的核心冲突是“犯了错误会被惩罚→修正错误”。症状是，洗了手就象征化地把错误洗掉、修正了，就能避免被惩罚了。

通过上面两个案例不难看出，**强迫症状就是通过这种象征化的方式来变相表达和缓解内在冲突的。换言之，当我们内心出现无法调和的冲突时，就会以症状的形式表现出来，而强迫症就是其中一种。**所以，症状都是有意义的。

* * *

通过前述内容，我们知道了症状是怎么来的。那么，该如何减轻症状呢？借助于精神分析的视角，**疏导治疗的主要方向是：一、学习将内部攻击由内向外转化；二、学会认识自己的性格。**

先给大家详细介绍关于将内部攻击由内向外转化的部分。

前面介绍过，性欲望和攻击欲望是人的两大本能，也是我们生命力的体现。在生活中，能够合理表达性和攻击的人会更有魅力。但对强迫症患者来说，往往会由于严谨过头的性格而压抑自己的这两种本能。比如，对性的伦理道德观念过强，或者过分压抑自己的愤怒，不敢拒绝等。

作为本能，它的力量很强大，想用理智压制自然是压不住的。并且越是压抑，这种本能的冲动可能越强烈，而压抑与冲动的冲突通常会让人痛苦不堪。

比如，一个性伦理道德观念过强的人，对性越是回避，越是会控制不住地出现性念头；一个过于胆小的人，内心充满了愤怒，但他不敢将这种愤怒（负性情绪）向外释放，而是压抑在心里，最终就会变相地攻击自己。所以强迫症患者，多数是过于压抑性或攻击性的人。

很多人为了避免外部的冲突，过于压抑自己的情绪，通过“怕万一”或“怕不完美”的方式进行自我攻击，随之而来的就是焦虑和抑郁情绪，最终导致强迫症状的出现。**如果我们通过“少想多做”，多去做一些有意义、有价值的事情，将自己的注意力转移到外部，实现攻击“由向内到向外”的转化，就可以有效地减少自我攻击，缓解自己的焦虑与抑郁情绪，随后强迫症状也会慢慢减轻。**

我用下面这个案例来说明一下。

有一个患抑郁症的女孩，因为情绪过于低落而想自杀。在她要投河自尽的时候，河面上突然游过来一条蛇，她拔腿就逃上了岸。因为，她特别怕蛇。后来家人帮她找了咨询师，咨询师问她：“你现在还想不想死了？”她说：“不想死了！”我相信，她至少在一段时间内不想死了。为什么？自杀是向内攻击的极致，相当于拿匕首扎自己，而不敢扎别人。她一直向内攻击，认为自己不好，而那条蛇来自外部，一下子把她对内的能量调动了出来，瞬间转向了外部，这样一来，她对自己内部的攻击就减少了，抑郁立刻减轻了，当然就不想自杀了。这个例子虽然讲的是抑郁症，但强迫症也是一样的道理，**当自我攻击由内向外转化的时候，症状自然也会随之好转。**

05　治疗强迫症，我需要了解什么

疏导治疗的过程分为三个阶段。我们以“登珠峰”打比方，来说明这三个阶段：

珠峰有 1、2、3 三个位置：“1”相当于在山脚下的大本营；“2”相当于在半山腰的营地，海拔 5000 米左右；“3”相当于在山顶，海拔约 8848 米。三个位置就代表我们三种不同的心理状态。

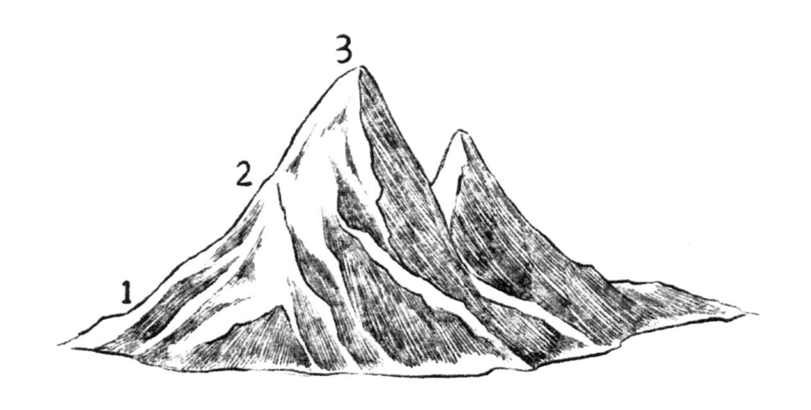

“1”的位置，代表心理上有困惑、有症状。在这个位置的人常常怕万一，顾虑重重，自我斗争，自我挑剔。在山脚下，一叶障目，不见森林，视野狭小，看不到远方，感觉不到自由，不知道路在何方。

“2”的位置，代表心理素质一般。社会上的大多数人在“2”

上下。没遇到问题的时候，心态还行，一遇到问题，就会焦虑、恐惧等。等事情过了，也就不再纠结了。

“3”的位置呢？代表心理素质非常好。但很少有人能真正到达山顶。可能有一部分人能到达“2.7~2.8”，靠近山顶的位置。这样的人我们每个人周围都有，他们最大的特点是能够面对现实，即使现实中遇到了挫折，也很快能放下。

所以，“1”的位置，没事找事；“2”的位置，有事烦恼，没事轻松；“3”的位置，有事也能淡定自若。这是三个不同的境界，不过三个位置之间并没有严格的界限。

那么，这座山高吗？很高。攀登难度大吗？很大。因此，我才把疏导治疗比作登珠峰，因为这是一个艰难的过程。为什么难？因为疏导治疗的过程也是改造性格的过程。江山易改，本性难移，攀登起来确实不易。

虽然我没有亲自登过珠峰，但是曾听过登山家描述登山过程的煎熬。首先，登山者容易身心俱疲，如身体会特别累，体力不支，呼吸困难。其次，外部的环境极其恶劣，如低温、氧气稀薄、狂风暴雪。这跟我们的疏导治疗过程其实是一样的。第一，你实践的时候，特别容易心力交瘁，很多时候会感觉快要扛不住了，想逃避、想放弃，这是内部因素。第二，外部环境复杂，如错综复杂的人际关系、各种各样的困难和挑战。内外交困，很容易让我们身心俱疲。只有内部逐渐强大起来，我们才能顶得住内外交困的压力，才能坚持到最后，登顶成功。

想登顶珠峰有什么要求吗？当然有。如果你没有一定的基础就强行登山的话，必败无疑。所以我们把“登珠峰”划分为三个阶段：第一阶段，先在山脚下“1”的位置进行一些基本的训练。在疏导治疗里，相当于先了解一些心理障碍的知识和疏导治疗的要求，再进行下一步的实践，这也是本书前几节讲的内容。第二阶段，就是要从“1” 走到“2”的位置，也就是从大本营攀登到半山腰。等到了“2”的位置，就相当于我们的症状逐渐消失了，不那么在乎了，不再恐惧，也不会无谓地纠结了。所以，从“1”到“2”，是缓解症状的过程，也是我们近期的任务。到了“2”以后，虽然不再为症状所纠缠，轻松了很多，没有遇到事情的时候心态还不错，但遇事还是很容易烦恼。所以，接下来的第三阶段，就是要从“2”往“3”继续攀登，这是每个人终身的任务。为什么呢？每个人都要“修炼”，谁越接近山顶，谁就能活得越潇洒、越自由、越能放下。

* * *

关于“登山”的过程，需要重视以下几点：

第一，角色与任务。

有的人在山脚下，独自苦苦寻觅多年甚至几十年，就是找不到登山的路。所以在这里，大家是“登山者”，而我是大家的向导，就像攀登珠峰时的夏尔巴人向导，我知道登山的路该如何走，也带很多人上去过，这次是和大家组成一个登山队，再次出发。

讲到这里，大家可能都很关心自己究竟能登多高？会不会登不上去？每个人情况都不一样，最终能不能登上去、能登多高，我也不清楚，这主要取决于你自己。就像登珠峰，没有一个人是被向导背到珠峰顶上去的，必须自己登。向导的任务是什么？一是为你指一条正确的路。二是在你特别艰难的时候，如摔倒了或者在特别陡峭的地方卡住时，及时扶你一下。向导虽然很重要，但作用是有限的。我作为向导，也许只能起到 5% 的作用，你们自己要起到 95% 的作用。因此，大家的任务就是百折不挠、努力地去攀登。你有没有勇气拼一下、再拼一下，是极其关键的。

第二，反复。

在强迫症的治疗中，症状反复是很常见的现象。比如，经过一段时间的实践，自己去挑战各种怕，慢慢有些信心了，不那么怕了，症状大为减轻了。但一段时间后，遇到挫折或者想多了，就又开始怕了，又被“打回原形”了，这就叫反复。相当于我们从 5000 米开始爬，经过一段时间的拼搏，爬到 6000 米了，结果遇到陡峭处或风雪交加时，顶不住，又滑了下来，甚至跌落到了山脚下。这时候怎么办？放弃还是坚持？回到原点了，难道前面白爬了吗？当然不是，如果在 6000 米这个位置第一次掉下去了，但第二次就有了经验，再次掉下去的可能性就变得更小，我们这一次或许还能爬到 6500 米。在 6500 米遇到困难，又掉下去了，没关系，休息一下，再来。心理治疗的过程就好像登山的过程，是不断的“进三步、退两步”的过程。有的人经过努力，一直在“2”的位置好几年，但遇到事，又一下子回到“1”，甚至感觉症状比当初在“1”的时候还剧烈，濒临绝境，陷入危机，这也是很常见的。**症状反复确实是令人痛苦的，但“危”中有“机”，反复是再次锻炼和提高的机会。**曾经的汗水不会白流，以前曾经有登上去的经验，再次攀登时，上去的速度就会更快一些。如果掉下来，你放弃了，那就没机会了。

我接待过一个女孩，她高二时有比较严重的强迫思维，接受疏导治疗几个月后，症状慢慢缓解。后来上了大学，参加工作，结了婚，这六七年间很少出现症状。结果，在怀孕四五个月时，因为特殊原因导致堕胎。她因此非常自责，觉得对不起老公。遇到这个巨大打击，她的心态一乱，强迫思维卷土重来了。绝望之际，她再次寻求疏导治疗。之后，经过两三个月的努力，她慢慢走出来了，生活又步入了正轨。所以，**反复不可怕，放弃才可怕。**只要你不放弃，坚持攀登，就一定能成功。

第三，长痛与短痛。

当大家还在山脚下时，会面临两个选择：一个是努力攀登，拼一下，不怕流汗流血，也许几个月就登到半山腰了。另一个是躺在山脚下，唉声叹气，怕攀登的艰难或摔死的风险，总鼓不起勇气，就只能一直停留在原地。所以，**攀登是短痛，而躺下来是长痛**。如果用“-10”到“10”来分别代表极其痛苦和极其快乐的话，躺在山脚下的痛苦指数可能是“-3”。如果你不攀登，“-3”可能持续十年、二十年甚至是一辈子。而登山的痛苦指数可能是“-10”，要流汗流血，但是经过一两个月或者一年半载，可能就可以享受半山腰“5”的快乐了。在山脚下的“舒服”，是真的舒服吗？“-3”，肯定不舒服。为什么？自我斗争能舒服吗？“别人为什么都不在乎，而我却总这么在乎？别人同样也都在上学、工作、人际交往，而我为什么这样逃避？”对自己的不满也就在这样的质疑与矛盾中产生。所以，这个“舒服”是要加引号的。

比如，有些患社交恐惧症的朋友，因为见人紧张，图一时“舒服”，便躲在家里不出门。但躲在家里真的“舒服”吗？不见得，躲在家里其实也难过，只是比与人交往时相对轻松一点儿而已。但如果一直这么逃避，他的社交恐惧症就会持续，甚至持续一生，这就是长痛。有些有洁癖的求助者，让他忍一段时间不去反复洗手，但他顶不住痛苦，就会反复洗。洗了比不洗虽然会稍微“舒服”些，但这样下去症状很难好转。

遇到问题，就逃避；怕见人，就躲着；怕脏，就反复洗：这些都是长痛。所以，**不管使用哪种治疗方法，如果自己不付诸行动去实践和改变，还是遵循原来的行为模式，图一时“舒服”，那可能一辈子也好不了。**

需要指出的是，战胜“怕”的“登山”，绝无性命之忧，只是需要你有面对内心的不安或者“濒死”感的勇气。所以，勇于实践，是疏导治疗最重要的要求。

* * *

介绍完治疗的三个阶段，下面简单介绍一下疏导疗法的治疗模式。

疏导治疗的模式就是：“不知→知道→实践→认识→效果→再实践→再认识→效果巩固”。

“不知”，就是对自己的心理问题一无所知。你可能去过很多医院，医生说你这是强迫症，然后给你开药，但你自己从来都没有搞清楚到底是怎么回事。现在通过前面的介绍，我们就“知道”它是怎么回事了。那下一步该做什么？“实践”。即通过实践训练，逐步改变原来的某些反应方式，然后产生新的体验和“认识”，这就是“不知→知道→实践→认识”的过程。

其中，从“不知道”到“知道”容易，告诉你，你就清楚了。但从“知道”到“实践”的过程往往是最艰难的。因为，让你实践一种新的方式，会伴随着剧烈的“短痛”，那么就很容易回到“长痛”的老路上去。比如，反复洗手的人，他也知道没有必要反复洗，但你真让他停止洗手的时候，他往往很难顶住“怕”的恐吓和诱惑，很容易就逃避了。反之，如果他敢于实践，并持之以恒，一定会有一些新的体验。

这个新体验，就是认识或领悟。有了新的认识和领悟，我们再面对原来的“怕”时，可能就会少一些纠结，这就是“效果”。有了一定的“效果”之后，继续实践，“再实践”，“再认识”，直至你真正不再怕了，就可以说“效果巩固”了。这是一个反复中前行、螺旋式上升的过程。

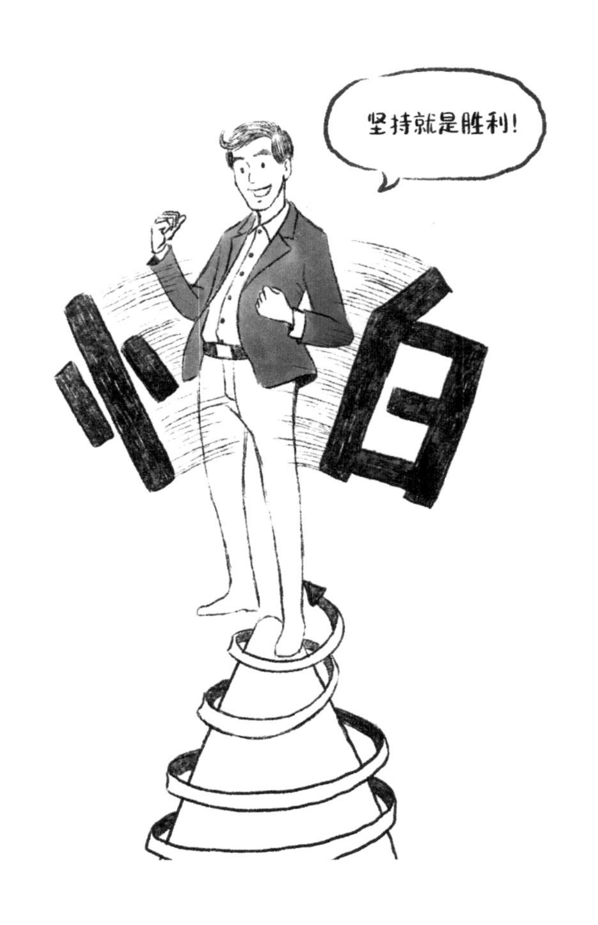

在这里可能较难分辨“知道”和“认识”的区别，我分享一个案例帮助大家理解一下。这是一位很有文采的女士，她的强迫症状是：总怕自己紧张，结果越怕紧张越紧张。每天要靠服用镇静类药物才能上班，否则她在单位就会紧张得待不下去。虽然已经结婚三四年了，却从来没有过性生活。为什么？因为她对性恐惧。可以想象，她有多严谨、多传统，活得有多累！她曾有点儿自豪地说：“我们单位领导出去吃饭，每次都会让我陪同，而不敢让其他女同事陪同。因为，大家都相信我的人品，和领导出去，领导不怕有什么绯闻。”

我问她：“这究竟是你的优点，还是缺点呢？”她后来才意识到，这种过于严谨、传统的性格也许正是自己问题的一部分。

在找我咨询的四年前，她曾经读过鲁龙光教授《心理疏导疗法》一书。她在给我的反馈材料里写道：“第一次看鲁教授这本书，是妈妈买回来的，由于之前她跟我说起过鲁教授的辉煌史，当时深陷苦海求救无门的我把这本书当成了救命稻草、灵丹妙药，觉得看了书我就会好了。结果，症状仅仅减轻一个星期就反复了，并且掉进了更深的深渊，我一度被打击得放弃了治疗。”确实有不少强迫症患者是很聪明的，他们以为自己了解了疏导治疗的方法，凭借自己的理解力，很容易就能战胜强迫症。但对付强迫症完全不同于做数学题，是纯理智层面的运作。强迫症的“怕”，更多属于情绪的、潜意识的范畴，你懂得方法，只是理智上明白了，并不能解决情绪上的问题。**要战胜怕的情绪，只有将方法付诸实践，通过新的、不同的情绪体验甚至身体体验才能慢慢战胜“怕”**。单纯的思考与理解，是很难撼动“怕”的。

这位女士说：“时隔四年，再次细读，才意识到自己犯了一个最严重的错误：当时的我唯一期盼的就是让症状消除，好让我尽快回到追求完美的理想生活状态的征程中，实现自己‘远大的抱负’。却没有意识到，我信奉追求的人生价值、理想状态才是我的病根。好比一个人在荒山丛林中历尽千难万险，只为了去采一株光艳亮丽却至毒无比的花。完美主义、虚荣心就是这株花，我深深地被它的光芒吸引，仿佛得不到它，人生便失去了意义，任由它将毒液注入我的血管，流遍全身，却无怨无悔。直到今天，毒液即将把我吞没，我才幡然醒悟，愚蠢的我所为何求。”可以看出，她的症状就来自完美主义，但是她在克服症状的过程中，再次犯了完美主义的毛病。以完美克服完美，能进步吗？不但会更加痛苦，还会对方法、对自己失去信心。

她说："我曾经很不屑于书中所说的从'知道'到'认识'的过程，觉得是故弄玄虚，可是，走这一步我花了四年的时间。并且，我觉得，四年以后再回头看，现在的'认识'也可能仅仅是一知半解而已。人心难测，但最难看清的还是自己。现在的我，一边努力地砍树，一边竭尽全力去挖根，但我已经不强求自己。既然没有'力拔山兮'的气魄和能力，就做一个愚公吧，日复一日，总有一天，会连根拔起这心魔之树。我试着学会享受这个过程，痛并快乐着。"

看来，经历了四年的痛苦，她才幡然醒悟，明白"知道"和"认识"的区别，完美主义性格才是她问题的根源。所以，不再强求自己，慢慢来，才是前进的方向。

从她的分享看，"知道"和"认识"有什么不同？差了四年的摸索和实践。所以，"知道"是书面上的东西，"认识"是内化为自己的一种经验或者体验。打个比方，就像开汽车，你阅读了汽车驾驶教程，知道怎么开汽车了，但是当你真正开车时就没那么简单了，可能根本就开不了，至少开不好。经过很多次练习后，你才能真正懂得如何驾驶。前面是知道、是明白，后面是认识、是懂，这是两个完全不同的层次。

下面，我们将进入疏导治疗的第二阶段。

第二章

如何摆脱强迫思维

01　万中有一，是你最大的敌人

前文提到过，强迫行为是由强迫思维引起的，也就是说，强迫症最关键、最难缠的是强迫思维而不是强迫行为。所以，要想走出强迫症，首先要从认识强迫思维入手。

那么，如何界定强迫思维呢？我们知道，强迫症患者容易过分追求完美，总是瞻前顾后，因此“怕”才会如此猖狂和顽固。根据这个特点，我对强迫思维是这么界定的：**“对性格严谨过头者来说，凡是担心的、怀疑的、怕万一的、怕不完美的，甚至让自己情绪低落的想法，都可以当成强迫思维。”**通俗一点儿说就是，只要你怕了，但你搞不清楚这个“怕”是来自现实还是想象的时候，就可以把这个“怕”当成强迫思维。这样界定，是为了避免自己总是忍不住“担心”和怕“万一”，或者一再陷入犹豫不决、纠缠不清的误区，因此才需要贴上标签，采取“快刀斩乱麻”和适当“矫枉过正”的方式来解决。在这里，有几点需要详细解释。

第一点，这个界定仅限于“性格严谨过头者”，对没有这些特点的人是不适用的。因为性格过头者的“条条框框”过小，直径只有三四十厘米，经常把一点点的“不确定”放大为“十分糟糕”，很容易就被卷入“怕”的旋涡。所以需要适当扩大对强迫思维的界定范围，即“只要不是明显的现实的‘怕’，都可以当成自己性格过头的结果，都可以当成强迫思维对待”。其实“怕”是现实的还是想象的，站到圈外都很容易看清楚，但对于深陷“怕”的困扰的当局者来说，往往是“迷”的，是分不清楚的。这个界定就是为了帮助大家在分不清楚的时候，能够快速贴上标签。让大家能够更勇敢、更果断地去打破自己的条条框框，砸碎过紧的金箍。

第二点，这个界定可能会把极少数的现实的“怕”也扩大到症状里去。这和“矫枉过正”有类似的含义。矫枉过正是什么意思呢？比如，一棵树向左边倾斜，矫正时必须用绳子向右多拉些，过一段时间松开绳子，这棵树才能直立生长。**这里的“矫枉过正”指的是“只要是让自己情绪低落的想法，都可以当成强迫思维”**。换句话说，即使是现实原因所导致的“怕”，为了尽快摆脱情绪低落的困扰，也可以给它扣一个强迫思维的帽子。这里扩大症状的目的，是给出现在自己脑子里的“怕”扣上帽子，让它少啰唆、不纠缠，有点快刀斩乱麻的意思。

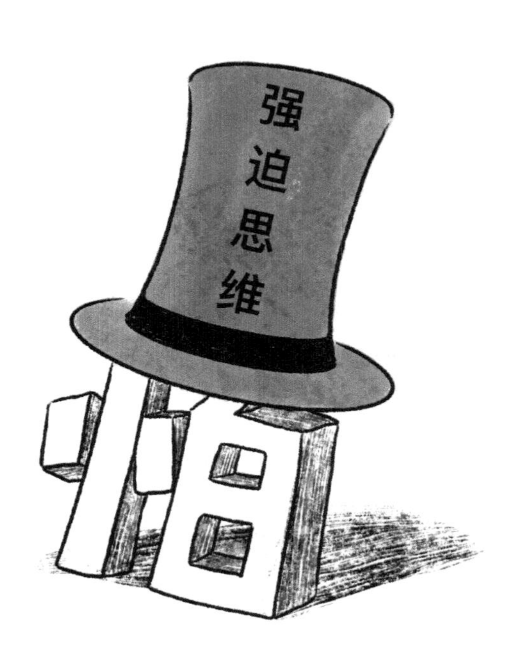

有一个女大学生，从高一起出现强迫症状：第一，严重失眠，怕噪声，要戴耳塞才能睡觉；第二，人际敏感，不会拒绝，特别讨好别人，一旦遇到比较凶的同学，她就会绕路躲开；第三，对成绩过分看重，考前极为紧张，总怕失败，考后又反复自责。一年前，接受疏导治疗后，她就是通过“矫枉过正”的方式来界定强迫思维的。一年来，她取得了比较大的进步。她反馈说：“前几天的考试中，我有一门课的成绩非常不理想，换作以往，估计好几个月都要因为这门成绩痛苦挣扎，但这一次我开始有意识地提醒自己：**是自己性格过头了，不能一直深陷其中，所以，只要出现痛苦责备自己的念头，就立刻给它贴个标签，告诉自己这是‘强迫思维’，不要再与它继续纠缠下去了。**紧接着投入下一门的复习中，随着注意力的转移，没过多久就不再为此纠结痛苦了。”

当然，这种扩大要适度。“矫枉过正”、贴标签、快刀斩乱麻等并不是要否定我们的情绪，而是在性格过头、容易陷入“怕”时的一种应对方法。在现实中，遇到让我们不开心的事情，当然可以难过、悲伤、愤怒等，人不是机器，当然可以有七情六欲。

＊＊＊

既然我们界定了强迫思维，那么强迫思维到底是真是假？为什么它一出现，我就感觉像是真的呢？为什么别人不在乎呢？这就要涉及强迫思维的本质和特点了。

强迫思维的本质是“纸老虎”或者“小痞子”，但是经过头性格这个哈哈镜的扭曲或放大后，这个“纸老虎”就会被当成真老虎，“小痞子”就会被当成杀人凶手。当判断出错，我们的反应自然也会出错。所以我们才说，“万中有一，才是强迫症患者最大的敌人”。强迫思维像个“纸老虎”，更像个“小痞子”，他无所事事，到处转悠，找人陪他玩，或者是找个老实人吓唬一下，让老实人掏点钱给他花。他的目的就是故意装出很吓人的样子，骚扰你，吓唬你，最后控制你。你感觉他带着刀好像要杀人，实际上他拿的可能是个塑料刀，只不过吓唬吓唬你而已。如果你胆子过小、过分谨慎，他一出现，你就感觉他像个杀人犯，害怕了，那他就会真的缠上你。

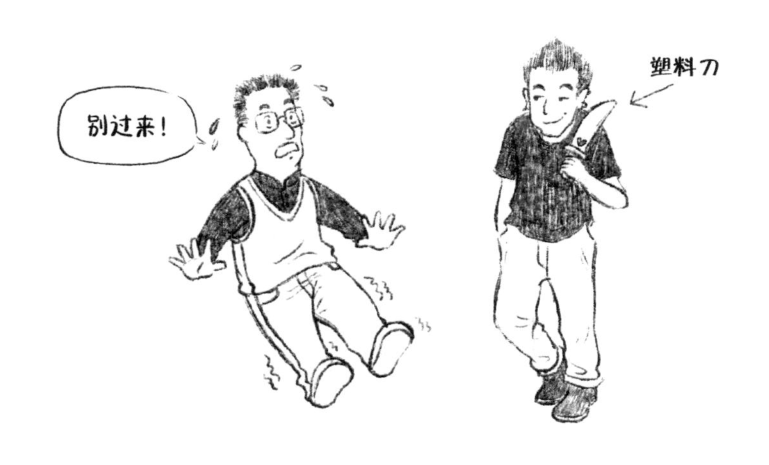

所以，**“怕”的本质是“虚假空”**。为什么这么说呢？因为相对真老虎、杀人犯而言，“纸老虎”“小痞子”可不就是虚假空的嘛！一个人怕“万一地震，楼塌了，把我压死了”，就不敢上楼。他的“怕万一”是不是虚假空的？是不是有些可笑呢？当然可笑。其实，有没有地震的可能？当然是有的，但那只是一种“万一”的情况，大家想一想，我们怕的万一，和这个怕地震的万一，有什么本质区别吗？你可能会笑他，“他怕的绝对是虚假空的，根本不可能嘛！我怕的和他的不一样，我怕的还是很有可能发生的！”这其实不足为奇，为自己的“怕”找理由、找借口也是人之常情。认为别人“纯粹想多了，放在我身上的话，我一下子就能搞定，根本就不算个事”。总感觉别人的问题都好解决，而要解决自己的问题太难。事实上，大家的“万一”都是虚假空的，相差无几。

另外，**欺软怕硬是“怕”的特点。**“小痞子”并不会只盯着你一个人，他会在每个人身边游荡，但最后为什么没缠上别人，唯独缠上了你？——因为他欺软怕硬，而你太软了。他专门欺负那些胆小的、在乎他的人，那些不在乎他、胆大的人，他不敢欺负，也欺负不了。比如，有个“小痞子”四处乱逛，要骚扰别人。别人刚开始可能也会被吓一跳，但“定睛一看”，就看清楚了“小痞子”的真面目，就不搭理他了。但是他骚扰你的时候，你胆子小，没胆量“定睛一看”，看不清楚他，就会觉得很可怕，继而出现恐惧反应。于是，他就盯上你了。因此，**是否会受到“怕”的纠缠，关键是有没有胆量“定睛看一看”这个“怕”，认清这个“怕”的真面目。**

那么，“‘小痞子’会在每个人身边游荡”这句话，又怎么理解呢？每个人偶尔都会有“怕万一”“怕不够好”等这样或那样的担心、忧虑，甚至有些更为稀奇古怪的想法。**也就是说多数人都曾遇到过这个“小痞子”**。比如，有时出门后突然怕门没有关好；去参加面试会紧张，且对紧张有排斥心理；十五六岁时，头脑中出现性幻想甚至乱伦的画面，会有点“怕”，有些困惑。这些心理现象很常见，很多人也都有过。相当于我们正在走路，一个“小痞子”突然跳出来，大家都会被吓一跳。也就是说，每个人偶尔都会出现某些“怕”。不过面对这些怕，大多数人的想法是“应该没关系”，然后就过去了。可是有的人会一直想，“万一没关好呢？那样就太糟糕了”，于是就回头反复检查；“怎么能紧张呢？那样就太丢人了”，结果不想紧张却更加紧张；“怎么能冒出性念头呢？太可耻了”，不让冒，却冒得更严重。“小痞子”就是这么缠上你的。

因此，**“怕”本身不是问题，被性格哈哈镜扭曲的“怕”才是问题。**

有一个小伙子，有严重的怕自己注意力不集中的强迫思维。起因是在他上初中的时候，他的同桌上课经常唱歌，最开始他并没有太在意，直到有一次上数学课，有一道题目他没有听明白，于是就对自己特别愤怒。他从小就是完美主义性格，对自己要求特别高，成绩也一直很好。所以，他接受不了，“我怎么能没听明白！”后来他隐约觉得，是因为同桌在课上不停地哼唱，从而影响、打扰了自己，使自己的注意力不集中了。万万没有想到的是，这件事竟成了他强迫思维的起点，从此一发不可收拾，泛化到了生活、学习的各个方面，无论做什么事情，他都怕听到同桌唱歌的声音。后来，他跟老师申请调离了那个座位，但让他没有想到的是，“小痞子”并没有离开，他还是很怕，尤其是在听课或是考试的时候，怕自己注意力不集中，怕被干扰，他越想摆脱这种思维，反而越陷越深。这其实就是“小痞子”的本性，就是强迫思维。“怕”是一切强迫思维的核心，那个唱歌的干扰只是表象，怕注意力不集中才是问题的核心，越怕就导致注意力越不集中。其实大家想想，注意力不集中不是很正常吗，又有谁能做到注意力绝对集中呢？

遇上真的杀人犯，你要么战斗，要么逃跑或屈从，或许都能保住性命，但是对付“小痞子”，类似的方式可能就不管用了，反而可能因此上了“他”的当。

前面提到的那位考试紧张、怕人就绕路的女孩曾写道：“生活中，我常会被突然蹦出来的‘小痞子’吓得心惊胆战，之前特别怕控制不住自己的动作和眼神，得罪别人，让人误会，从而让别人讨厌。我焦虑、恐惧到失眠，还拼命逃避，每次出门都选择人少的路线，生怕遇到害怕的人，甚至被这种恐惧折磨到崩溃。后来认清了这是‘小痞子’，并不是杀人犯，出现这种担忧时，我就告诉自己这是纸老虎，吃不了人，然后尽量去做一些别的有价值的事情，或者做自己感兴趣的事，转移注意力，慢慢地，我就发现其实这些担忧都是自己吓自己。后来，在老师的鼓励下，我还选择主动出击，挑战自己害怕的路线，不久之后，就不再对路线感到恐惧并逃避了。”

“小痞子”是不是虚假空的？是不是欺软怕硬的？大家应该都清楚了。至于如何应对强迫思维、应对“小痞子”，将在下一节进行详细讲解。

02 如何正确面对你的“怕”

上一节我谈到，用“战斗或逃跑屈从”来应对“小痞子”是行不通的。为什么这么说呢？

第一种，排斥他，和他斗。你打他、骂他，赶他走，表面看起来好像是不怕他，但这个胆大只是假象而已。“小痞子”一下子就看清你的真相：“这家伙是怕我的，要不然，他为什么反应这么大？”所以你越排斥他、越赶他走，他就越不走。你骂他，他和你对骂；你打他，他和你对打。这样是摆脱不了他的。

第二种，是逃跑或屈从。现实生活中的小痞子来追你，你可以选择躲到家里，甚至钻到被子里，这可能还有点儿用，但这种方法对“怕”是没有用的。“怕”字出现后，他会钻入你的脑子里，持续干扰你，让你无处可躲。他不会因为你听他的就变成谦谦君子，不再骚扰你了。他会一直控制你，不撒手。比如，你刚交完钱，过一会儿，他的钱花完了，就又过来找你了，因为你听话嘛！这样下去，就真的是没完没了了。这也是强迫症状挥之不去的原因。

但如果你采用第三种方式，也就是**每次他过来干扰你，你都不理他，对他视而不见，继续做你手头的事情，会怎么样？**比如，他出现一两次，你不理他，不会有什么明显的变化，但是一两百次后，你仍旧不理他，他还会有耐心吗？他可能会感到很无趣、被冷落，慢慢就对你失去了兴趣，出现的频率和每次出现的时间就会减少，对你的干扰就会越来越少了。这才是让“小痞子”离开的正确方式。

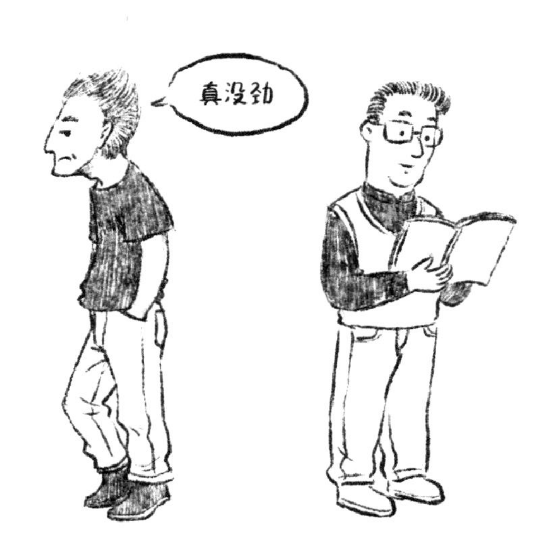

类比到强迫思维的应对方法，会发现我们通常存在以下误区。

第一个误区，可以称之为“排斥”误区，常表现为怕强迫思维出现，所以极力排斥它，想要把它赶走，结果却事与愿违。

这种误区常出现在哪类强迫症里呢？余光强迫（越怕关注余光，越关注）、强迫表象（越怕冒出某些念头，冒得越厉害）、关注异性敏感部位强迫（越怕自己关注异性敏感部位，越关注）、注意力相关强迫（越想集中注意力，越无法集中）、社交恐惧（越怕紧张越紧张、越怕脸红脸越红）、失控恐惧（越怕失控，觉得越控制不住自己）、靶器官类强迫（越不想关注身体的某个部位，越控制不住地关注，如口水强迫、呼吸强迫或者越怕手抖手越抖）等都会常陷入这一误区。

第二个误区，“屈从”误区，常见表现是被强迫思维追着跑或牵着鼻子走。具体表现为“怕”一出现，就被它牵着走，分析来分析去，为自己的“怕”找借口；或者它让自己做什么自己就做什么，如反复检查、询问等。有的人是一出现“怕”，就不断地陷入各种想象中，接着便逃避日常的社会功能，如人际交往、学习、工作、日常生活等，甚至因此而自杀。

从强迫症患者的总体数量来看，陷入误区二的人数要多于陷入误区一的。

当然，多数强迫症患者两个误区都有。比如，开始是怕某个念头或感觉出现，会排斥它，结果这个“怕”怎么也排斥不掉，就会越来越恐惧，接着才出现屈从或逃避行为。但有的求助者好像没有第一误区，只有第二误区，其实这往往是多年来面对“怕”时，反复努力无效，进而放弃努力、听任其摆布的结果。比如，有的洁癖者一怕脏，就会自动化出现“要去洗”的念头，似乎并没有排斥这一念头。实际上，刚开始的时候，他也会觉得自己怕脏怕得有些过头了，也不想让“怕”出现，但做不到，所以后来只要一出现“怕”，就不再排斥，而是迅速投降，赶紧去洗。

举个例子来说明一下两个误区的表现。有一位男士，高一的时候，在同学们拿大便开玩笑的时候，恰好咽了一下口水。刹那间，他就觉得很糟糕——怎么能在想到大便时咽口水呢？结果，烦恼就来了。开始时，他怕自己想到大便的时候咽口水，到后来，只关注咽口水，总想把对口水的关注感解决。结果，越怕自己关注越关注，越关注口水出得越多，且怎么都摆脱不了这种不良循环。他对口水的排斥感以及对口水关注的排斥感，都属于误区一，结果，就陷入越排斥、干扰越严重的怪圈。后来，随着口水强迫的加剧，他开始怕别人关注到自己咽口水的行为，怕自己讲话时带着口水，会口齿不清。因此，他对别人的表情极其敏感，别人的一举一动都能和自己的口水联系起来，怀疑是对自己咽口水行为的回应。因此，他每次在大家面前讲话都会异常紧张和尴尬。后来，他出现躲避公众场合的行为，集体活动能不参加就不参加。这种对自己咽口水行为及其后果进行的毫无根据和毫无限度的推测，就属于误区二。当然，逃避公众场合的行为也是误区二。也就是说，让“怕”牵着鼻子走，越投降陷得越深，越无法自拔。

当然，无论是误区一还是误区二，最后在部分求助者身上往往会导致共同的结果：除了思维上的痛苦，行为上往往表现为不思进取或破罐子破摔，如出现不上学、不上班、不和人接触等逃避行为。这类逃避行为虽然算不上强迫行为，但也是战胜强迫症的大敌。切记，如果你逃避了，想取得进步是不可能的。

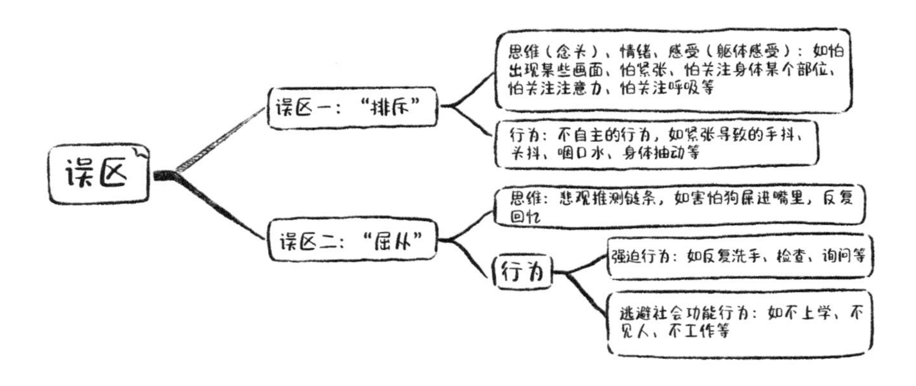

有很多求助者问过我，为什么越怕某些念头冒出来，这些念头就会冒得越厉害？这是因为大家没有意识到：人类的思维，并不受你个人的绝对控制。比如，我告诉大家："接下来的几秒钟里，你的脑海里绝对不要出现'一只白色的、红眼睛、长耳朵的、毛茸茸的小白兔'"，你会怎么样？你脑海里一定会冒出小白兔的形象。而且我描述得越详细，大家脑海中的形象出现得越具体。简单地说，如果你越想控制自己脑子里一定不能出现什么，或者一定不能注意什么，就越容易出现或注意什么。

关于思维，还有很重要却往往不为人知的一点：**行为可以明确区分好坏，而思维却没有绝对的界限。**你可以说"抢银行"这个行为是错的，但"想抢银行"这个念头却不会产生什么糟糕或恶劣的后果，因为它仅停留在思维层面。人的思维千变万化，自由的思维是我们创造力的源泉。因此，我们不能简单地将某些念头归类为“坏”。平时我们担心、在意的所谓的坏念头，如与性、攻击、破坏等有关的念头，往往是人本能的一部分，对我们的生存有较大的积极作用。如果强行区分念头的好坏，只允许好念头而不允许坏念头存在的话，就相当于用你的理智强行压制你的本能，这怎么可能压制得住？你的压制只能引起本能的更大反抗。那怎么办呢？难道就任由各种乱糟糟的思维一直充斥我们的大脑吗？其实也不是。虽然思维不能被绝对控制，但可以适度引导。你可以把它作为自身的一部分，允许它适度出现，通过不在乎、不压制、随它去，慢慢地它就不会过于纠缠你了。

和思维一样，人的情绪、注意力、对身体的感觉等，也是无法绝对控制的。你不能说一个人的恐惧、伤心是错的，或者注意力集中到其他地方就错了；也不能说，我感觉我身体某个部位不舒服，这种感觉或关注错了。这些都没有对错之分，都是人的本能，我们对它们不必那么排斥，否则就容易陷入误区一。

* * *

那么，面对强迫思维我们该怎么做才能避免陷入误区呢？我总结了八个字——“视而不见，少想多做”，我称之为“视而不见”策略。

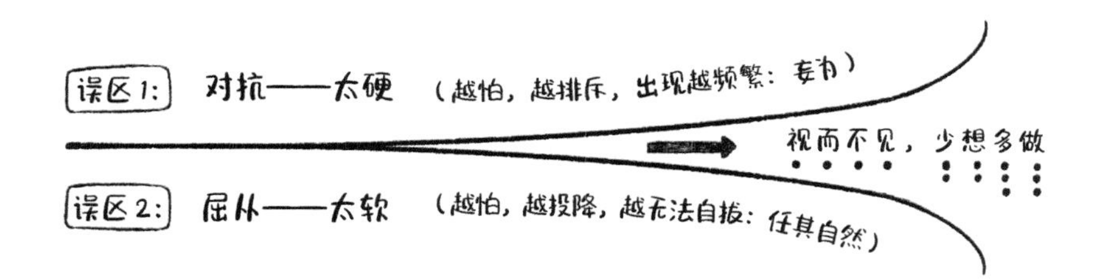

视而不见就是不与它多纠缠，既不排斥也不屈从；“少想”和视而不见是同样的意思，就是少关注强迫思维，多关注正常的事情；“多做”，是指多做正常的事情。

具体而言，就是强迫思维出现了，无论它怎么干扰我，我都不搭理它，继续做自己的事情。该看电视就看电视，该看书就看书，该去娱乐就去娱乐，而不是把这些该做的事情放到一边不做了，却和“怕”纠缠不清。一句话，“爱咋想咋想，该干吗干吗！”这样，“视而不见”和“少想多做”才能相得益彰。

一个人注意力的总量是有限的，对正常事情的关注和对“怕”的关注就像拔河一般，它们都在试图吸引你的注意力，当你更多地关注正常事情的时候，对“怕”的关注就会慢慢减少。否则，没有事情做的时候，注意力就很容易被“怕”这个“小痞子”所占据。

所以，“视而不见，少想多做”这八个字中，“视而不见，少想”这六个字，是从应对强迫思维的角度考虑的，“多做”这两个字是从如何调整行为的角度出发的，也就是从“怎么样多做非强迫的、正常的事情，减少强迫行为，从而更有利于淡化强迫思维”这个角度考虑的。

为了帮助你理解误区与正途，我打个比方。如果你现在要过一条小河，无其他过河途径，河上只有一条钢丝绳可以走，怎么办？你只能试着走钢丝。怎么走？当然要不偏不倚走中间，尽量避免掉下去。当然，刚开始的时候，你没有走钢丝的经验，很容易掉下去。那怎么办？你只能忍着疼痛，上岸继续练习。练习多了，就可以了。

面对强迫思维也是如此，你想走直线，可没那么容易。因为自己对于强迫思维太害怕了，一出现强迫思维，就习惯性地采取排斥或投降的方式，因此很容易习惯性地掉到两个误区里面。但如果你能屡败屡战，坚持“视而不见”的“走钢丝”的实践，随着你对强迫思维虚假空的真面目看得越来越清楚，慢慢不在乎它时，它对你的干扰就会越来越小，你掉入误区的可能性就会越来越小，走上正路的可能性就会越来越大。换句话说，随着不断地实践、训练，这根“钢丝绳”会越走越宽，变成“独木桥”，直到逐渐变成一条“宽阔的大路”。

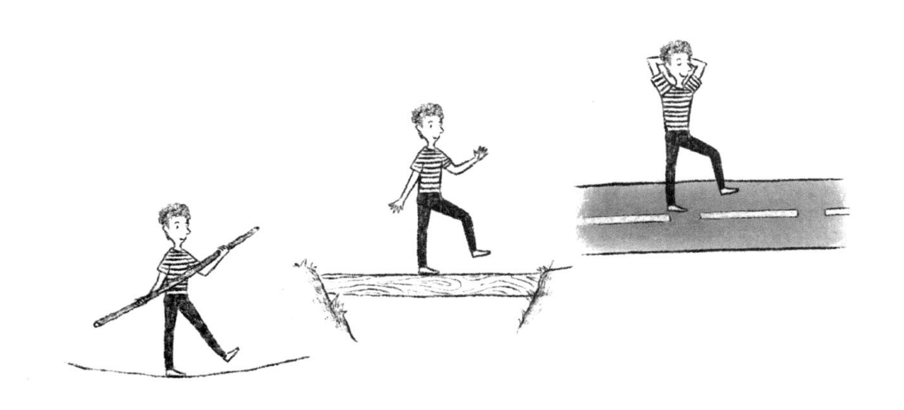

简单来说，就是**对待强迫思维要视而不见，既来之，则安之，不硬斗，也不屈从，不搭理、不回避，你愿意来，你就来，你愿意走，你就走**。我能做的就是“该干什么干什么”。虽然有各种干扰，很难，但我做的只能是在痛苦中坚持，直到迎来胜利抵达彼岸的那一天。

03 摆脱强迫症，从“少想多做”开始

上一节主要介绍了该如何应对强迫思维，本节将介绍如何克服强迫行为。需要说明的一点是，强迫思维和强迫行为无法完全分开，所以这两节内容会有一些交叉。

强迫行为分两类。一类是因为紧张等心理引起的不自主的躯体行为，如手抖、头抖、抽动、咽口水等行为，这类行为是“越怕出现越出现”，属于“排斥”的误区一；另一类是为了缓解恐惧而出现的自主行为，如反复检查、洗手、询问、回避某些场合等行为，这类行为可以划入“屈从”的误区二。在这两类行为的基础上，因为痛苦无法摆脱，不少人还会出现逃避社会功能的行为，如逃避人际交往、学习、工作、日常生活甚至闭门不出等。这类逃避行为也同样属于“屈从”的误区二，也是因为受制于怕而彻底投降的表现。

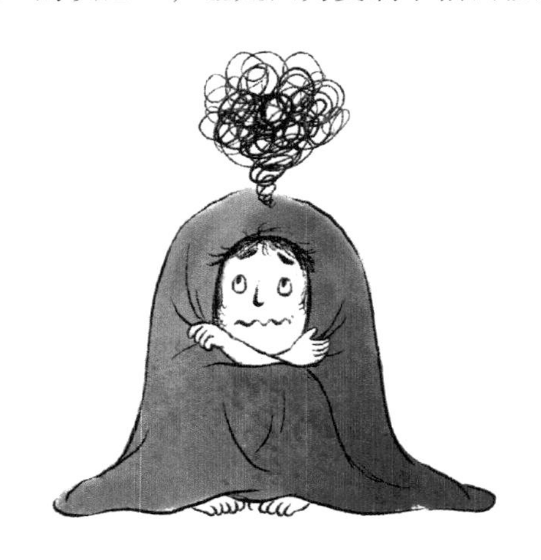

那么，对于“排斥”的误区一这类因紧张而引起的不自主行为，我们该怎么办呢？既然不由自主，说明这种行为和人的情绪、思维等一样，是人的本能，并不受人的主观控制，那就只能采取和应对强迫思维一样的策略，即视而不见。也就是随它去，不逃避它，也不排斥它，而是在“多做”的实践训练中慢慢放松，让这些不自主行为自然得到缓解。

那么，对于“屈从”的误区二这类用来缓解恐惧而出现的重复或逃避行为怎么办呢？ 这类强迫行为更为常见，也是本节的重点内容。

对于屈从性的重复或逃避行为，解决的思路很简单：**坚决不进行病态行为，坚决不逃避，不要停下该做的事情，避免被病态思维牵着鼻子走**。之所以出现屈从性的行为，就是因为面对“怕”时你的态度太软了。如果想战胜“怕”，态度就必须要硬一些，力争做到“坚决与果断”。

要知道，虽然“怕”的思维我们暂时没办法控制，但因缓解“怕”而出现的屈从性的强迫行为，却是可以通过行动慢慢改变的。怎么行动呢？我的建议是：找出自己怕的东西，主动去挑战。

有的求助者问我，我先从最轻微的“怕”挑战，然后去慢慢挑战最怕的行不行？当然可以。战胜“怕”可以从两个方向着手，一是从最轻微的“怕”开始，慢慢升级，循序渐进，遇到自己原来怕的情景，尽量不逃避，在日常生活中锻炼自己，一点点战胜它。这个方法心理学上叫作“系统脱敏疗法”。二是从最怕的开始，适当矫枉过正，这个心理学上叫作“满灌疗法”。前者我称之为“小挑战”，后者我称之为“大挑战”。试想，最怕的都能战胜了，其他的“怕”当然也会迎刃而解。所以，这两个方向都行，从哪个方向进入取决于你自己。

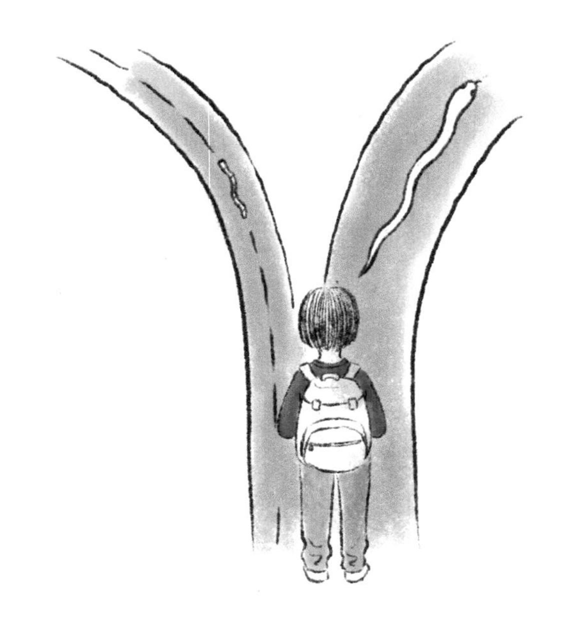

为什么这个方法能够帮助我们克服强迫行为呢？这就涉及另一个概念——“习以治惊”，就是对于令人惊恐的东西或者事情，多去接触、多去练习，慢慢就不会恐惧了。

“习以治惊”的案例最早出自元代名医张子和。他治疗过一个患恐惧症的女患者，起因是这个患者在一次旅途中听到旅店外面有抢劫、烧房子的声音，于是吓得躲在床下，非常惊恐。后来她只要听到大的响声，就会惊吓得晕过去，尝试了各种治疗方法均无效，直到后来找到张子和。张大夫先在患者面前放了一张茶几，突然用木块猛敲，患者顿时惊慌失措。缓了一会儿以后，张子和又时不时地敲几下，后来还让人到屋外毫无规律地敲打门窗。患者慢慢就不再那么惊恐了，反而觉得好笑。到了最后，连打雷她都不怕了。

“习以治惊”其实就是一个正常条件反射逐步代替病态条件反射的过程。详细说来就是：由“怕”的病态思维的出现，一味排斥病态思维，或一出现病态思维就被其牵着鼻子走，到病态思维出现后既不排斥，也不屈从，逐步减少病态思维对自己的干扰，直到“不惊”的状态。

我疏导过一个女性求助者，她因为怕在别人面前写字手抖，有两三年都不敢工作，逃避任何需要写字的场合，家里买家电让她签字，她都不敢签。为了帮她战胜逃避行为，我鼓励她在宾馆前台让服务员看着她写字。她很紧张，我对她说：“紧张是你必须付出的代价，要想走出来需要你暂且忍耐，控制住手和脚，不要逃避。”她后来对我说，要是在其他场合她早就跑掉了，但是这次她思维上“翻江倒海”，但行为上坚持“该签字就签字”，没有逃避，终于战胜了自己一次。

这里需要说明的是，在“习以治惊”的过程中，要取得进步，除行为上进行勇敢的挑战外，更重要的是对待“怕”的内心活动过程的改变。换句话说，通过行为的实践去助推思维方式的转变，也就是认识的转变。因为行为与思维之间是互相影响的，行为上的勇敢加之并没有产生糟糕的后果，思维上的“怕”就会逐渐消散。

“习以治惊”的过程不但需要勇敢的实践，更需要不断地反思、摸索和领悟，逐步深化认识，体验“怕”的特性和脾气，摸清对付它的门道才行，而不能单纯地“斗”。否则有可能越斗越恐惧，越斗越痛苦。

十多年前，另一位怕手抖的女士就曾陷入“习以治惊”的误区。她看书里说，要与“怕”做坚决的斗争，就要不断去实践。原本她害怕聚会手抖，为了改变自己，一有聚会她就勇敢地参加，不逃避，但是一段时间后，她发现自己抖得越来越厉害，越实践越痛苦。这就是光实践，不认识。虽然去实践了，却始终在误区一里兜圈子，心里还是老一套：“最好不要抖，一定不能抖，要不然就太丢人了、太糟糕了”。若心态没有改变，那就很难进步。后来参加集体疏导班，我鼓励她当着大家的面“随便抖”，看看会发生什么，她反而精神放松不抖了，为什么？因为她抖完发现也没什么大不了，甚至别人根本没有注意到，就不那么害怕抖了。通过实践加反思总结，她实现了认识上的改观，从而更好地推动行为的改变。

一次集体疏导班上，有一个16岁的女孩子，与人交往时非常敏感，总怕别人讨厌自己或对自己评价不好，所以经常逃避与人交往。班上还有一位男士，40多岁，社交恐惧症也非常严重，平时不敢跟人接触，上班的地方只有一两个人，人多了他就会逃避。后来，我鼓励大家自行组队，分头进行主动挑战，他们俩就一起出去挑战了。正好宾馆门口有人挑着担子卖水果，他们就坐在街边，帮着人家吆喝："卖水果啦，便宜啦，走过路过，不要错过。"不但吆喝，还帮顾客选水果。后来这个女孩还到附近的服装店帮忙卖了一阵儿服装。那段时间，她经常拿着衣服，在人来人往的店门口吆喝，这就是行动、挑战。**为了战胜强迫症，很多时候不对自己"狠"一点儿真的不行。**

总之，对于强迫症状，疏导疗法的精髓就是"少想多做"，甚至可以浓缩成"多做"两个字。

在鲁教授的《心理疏导疗法》一书中，他对于"怕"，提出的是三步走策略，其实和"视而不见"的策略是一样的，你也可以参考。他提出的三步走是：第一步，分清是非真假。对的、真的，就坚持，错的、假的，就坚决地丢掉，这类似于我所说的"强迫思维的界定"；第二步，少想多做。我已经介绍多次，此处不再多谈；第三步，想到就做。意思是一想到"怕"，就果断地做别的事情，果断地转移注意力。其中，最主要的两个字是"果断"。比如，我出了门，就开始担心"门有没有关好"，一担心，我就提示自己果断地去做该做的事情——**控制自己的腿，坚决往前走，坚决不回头、不检查。**

另外需要特别提示的是，摆脱强迫症是一场持久战，不是说转移注意力一两次就完全解决了。坚持下去，你会发现，“小痞子”出现的频率和每次出现的时长在慢慢减少。比如，原来一天某个念头会出现一百次，每次都要纠结三五分钟才行，但坚持一段时间后，可能这种念头每天就只出现二十次，而且纠结一两分钟你就不在乎了，这就是进步，就是“长期坚持”的结果。

* * *

在这里我还想给大家着重强调两点。

第一，有的人总觉得自己肯定能想出某种妙法或原理，能够一次性解决“怕”，从此告别强迫症的痛苦日子。但以我这么多年接触强迫症患者的经验来看，这种想法是不现实的。因为问题的核心根本就不在于逻辑，而在于个体的性格，或者说在于情绪、情感层面。与“怕”这种剧烈的情绪相比，逻辑的力量往往显得微不足道。所以，要想战胜“怕”，只有通过实践和行动。

第二，面对“症状”的时候很多人都是没有信心的，甚至是很绝望的。那么，自信心怎么来？来自实践及体验。不能等自己自信了、完全想通了、认识清楚了再行动。“等到有自信再行动”等于“先学会游泳再下水”，这是不可能的。所以，**自信产生于行动中，源自行动中的挫折、反复以及你的百折不挠和最终成功**。慢慢地，你会发现，其实带着各种“怕”也可以做很多事情。只有这样，才可以一点点积累信心，进入良性循环。

接下来，介绍一个我治疗过的案例来说明行动的重要性。

这是一位男性求助者，他在 18 岁时，出现过短期的死亡焦虑，当时他很执着地思考“人死了以后会到哪里去”这个问题，不过后来慢慢就忘掉了。但是，到了他 40 岁的时候，这个问题突然又冒出来了，虽然他知道过多思考这个问题没有多大意义，但还是控制不住对死亡的关注，继而引发了持续的焦虑，导致睡眠受到严重的影响。后来，他的问题逐渐演变为“如何才能不焦虑”。为了摆脱焦虑而焦虑，反而使得焦虑更加强烈。

他来找我之前已经做了各种尝试，但都没有什么效果。他第一次来找我咨询时，我给他做了三次疏导治疗。我把疏导治疗的主要理念都告诉了他，建议他一定要找些事做，如找个小店做做义工。只有先忙起来，焦虑才能缓解，而不是坐等焦虑好了，再去工作。

几个月后，他又找到我，说：“我一点儿都没有改变，还是老样子。”我问他有没有去找事做，他说：“没有，一点儿心思也没有，我感觉都活不下去了，哪儿有心思做事啊！”我看他这样，就和他商量：“我帮你联系一个小店，你去做义工怎么样？”他同意了。我就把他介绍给了一个我比较熟悉的复印店老板，他第二天就去上班了。二十多天后，我到小店去复印资料意外地发现他竟然还在店里。见面第一句，我就问他怎么样了。他说：“我好了，没问题了！”我问：“怎么好的？”他说：“我也不知道是怎么好的，忙着忙着，慢慢就好了。”他前后在那家复印店工作了近一个月。而从那以后到现在八年了，他的状态一直都很好。

这就是“根治于不治之中”，或者叫“工作疗法”：将注意力放在生活本身，生命的河流自然会回到正确的轨道上，这也就是我经常说的**“生活永远大于症状”**。反之，为治疗而治疗，就本末倒置了。

04 战胜强迫症的三个关键点

在实践“视而不见”策略的过程中，下面三个关键点是需要大家注意的。

关键点一：接纳效率不高的状态，是摆脱不良循环的第一步。

采取“视而不见”策略对待强迫思维，初期会非常痛苦和不习惯，因为你已经长时间习惯采取错误的方式对待强迫思维，所以极易掉进误区（要么战斗，要么屈从）。这个时候让你“该做什么做什么”，你的注意力可能大部分还在“怕”上，很难集中在该做的事情上，做事的效率不会很高，表现也不会很好，因此能不能降低效率要求，接纳“效率不高、表现不佳”的状态，就成了你能否走出不良循环的关键。

以看书为例。如果没有“小痞子”干扰你，在很放松的状态下，你的看书效率会很高，一分钟能看五行。但是有“小痞子”干扰你时，你可能一行都看不完，因为你的心思可能 90% 集中在“小痞子”身上，只有 10% 放在书上。但是没关系，坚持看下去，就用这 10% 的注意力，能看多少看多少。可能你特别紧张的时候，根本就不知道自己看了些什么，但顶住这种痛苦，你会发现你的效率会慢慢提高，从 10% 到 20% 直至 90%、100%。

有的人说，当我高度紧张时，注意力会完全被“小痞子”占据，连 10% 也腾不出来。10% 没有，那 1% 总有吧？你再紧张，问你“1 加 2 等于几？”还是能算出来的吧？ 有 1% 就够了，它足以成为我们逐步扩大正常思维的根据地。

请注意这里的效率不高和表现不好是同义词。在受到“怕”的干扰时，我们紧张，效率低，做事情慢，甚至会在众人面前丢丑，这些都很常见。这个时候，**请允许自己表现不好，允许自己不那么体面，这是成长必须付出的代价。**

偶尔丢丢人也没什么的，
毕竟大家都这么忙

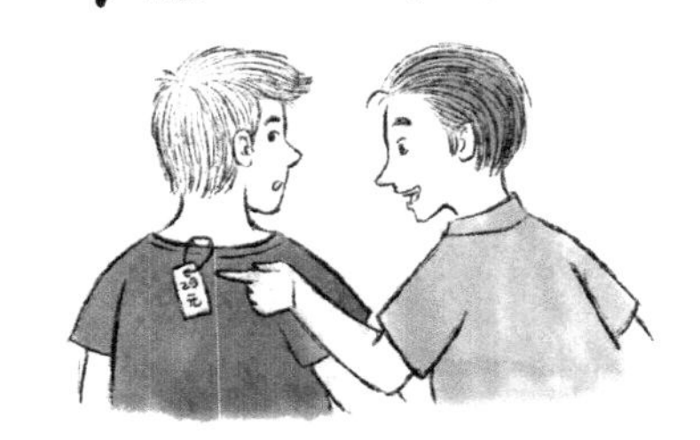

实际上，这很难做到。因为强迫症患者都是完美主义者，而“效率不高，表现不好”恰恰击中了我们的“命门”“七寸”，这是我们无法接受的。但越无法接受，“小痞子”往往就越猖狂。因此，只有敢实践，敢于差一些、敢于丢人、敢于失眠、敢于不完美，慢慢地才能更松弛、更自如、更体面。

关键点二：要主动挑战，突破禁区。

要想摆脱强迫思维，只有行动才能让你有新的体验——特别是不一样的躯体和情绪方面的体验，也只有行动带来的新体验才能促进你的进步。因此，希望大家能够主动挑战，在挑战中和“怕”接触，体验它，认识它。再没有信心也要鼓起勇气“拼一次”。那么，针对两大误区，该如何主动挑战呢?

第一，针对误区一的挑战。

当某种可怕的念头或感觉出现时，告诉自己**“它出来又如何？”**你就继续做你的事情，能做多少做多少。你主动挑战，它出现的频率反而会逐渐少起来。通过这种方式，你就能逐渐打破那种“恐惧循环”。如怕手抖而手抖的，挑战方式是一样的，就让它抖，一边抖，一边做事情。看看抖又能怎么样。

第二，针对误区二的挑战。

关键要做到两点：**以前习惯做的强迫行为及逃避行为坚决不做，以前不敢做的正常行为果断去做**。通过行为的改变逐步调整过去对强迫思维的恐惧心态。我们知道，当强迫思维出现时，我们都会习惯性地逃避。虽然明白不需要逃避，要该干吗干吗，但是当那种恐惧和难受感扑面而来的时候，很多人就顶不住，会再一次逃避，逃避就会重蹈覆辙，这就是战胜强迫症的困难所在。

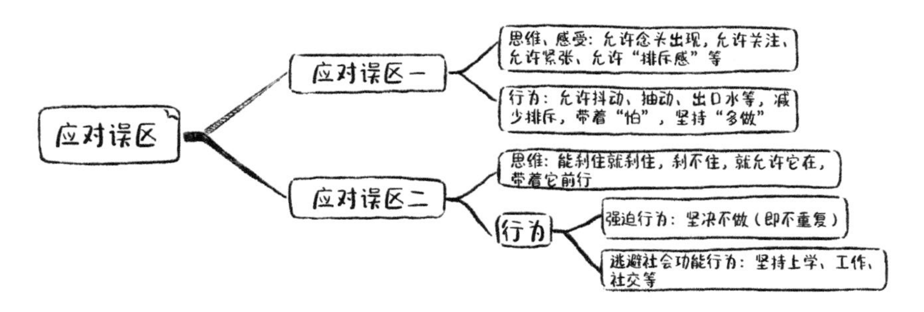

我在给有洁癖症的求助者做咨询的时候，一般会先做一两次疏导工作，与他们建立了比较信任的关系之后，再逐渐开始做一些挑战，这也是鲁教授教给我的。首先，我会先进行示范，用一只手摸摸咨询室的地板，再摸摸另一只手和脸。理论上，咨询室人来人往，地板肯定很脏，甚至有从卫生间带过来的“大小便分子”，但是为了克服“怕”，我会带头先摸一次，然后让求助者向我学习。在我的鼓励下，几乎所有的求助者都愿意挑战，去摸地板，然后摸脸。而且摸之前，我一般会提出要求：摸过地板之后，一直到晚上睡觉前都不要洗手，吃饭时也不要洗，反正也不用手抓着吃；去完卫生间也不要洗，除非大小便沾到了手上。我多次带头摸了地板，而且一天都不洗手。虽然吃东西时会偶尔想起手有点脏，但为了“睡前不洗的承诺”，我会劝自己一下，“脏感”也就一闪而过了。当然，我的“脏感”能够一闪而过，而求助者恐怕这一天都不好过，被“脏感”困扰，这就是短痛的代价，是“登山的血汗”。

我上面这种做法就是主动出击——越怕什么，越去做什么。但是这个限度必须是大多数人能接受的，也敢做的。什么叫“适当”的矫枉过正呢？摸地板就是适当的，或者说是适度的；而摸大便，往脸上涂就不适当了。

对陷入误区二的人来说，挑战其实也分为大挑战和小挑战。上文讲的矫枉过正属于大挑战，往往需要你信任的人陪着，你才敢挑战。还有一类挑战是只要把长歪的树拉正就可以了，并不往相反方向稍微拉过头，这个算是小挑战。意思就是你尽量不逃避，像没有障碍的人一样，该怎么做就怎么做。这样进步得虽然比“矫枉过正”慢一些，但也是能逐步克服“怕”的。比如，怕脏的不一定要专门去挑战摸地板，而是原来要洗五遍手，现在就像别人一样只洗一遍，这样坚持下去，也能进步。

这里要跟大家强调一下，在挑战过程中，信任感有很大的作用。当建立良好的咨询关系以后，我就会陪求助者做一些挑战，如我经常陪有洁癖症的求助者去买包子，不洗手直接吃，我先吃，求助者陪着我吃，可能我吃了没什么问题，但是求助者吃了就很难受，这就是求助者要付出的代价。我还多次陪同怕死人的求助者去太平间，所有动作都是我先做，求助者跟着做。你会发现，如果有一个你信任的人陪在身边，你的自我会更加有力量，你会更有信心、更有勇气去做这些挑战。所以，我在这里建议你，选择一个你特别信任的亲人或者朋友，陪同你一起去挑战。你可以先看看他是怎么做的，然后让他带着你做几次。然后，慢慢自己开始“依葫芦画瓢”，这样也是能逐步提高的。

主动出击就像坐过山车[1]一样，你多少都会有些害怕、恐惧，但不同的人面对恐惧的态度有所不同。比如，有一种人，一边害怕，一边对自己说“反正死不了，坐进去再说！”果断地坐了进去。另外一种是，“我害怕，我不要坐，我恐高，我会被吓死的！”坚决不肯坐。如果他不敢坐，却被几个朋友连推带逼摁到了过山车里，想想后果会如何？尽管从启动到停止大家都极为恐惧，但从过山车上下来后，这两种人的心情却会截然不同。第一种是“以前都不敢坐的，现在终于挑战成功了！”在恐惧之余会有一种战胜自己的自豪感和轻松感。第二种是“你们这些混蛋，吓死我了，下次再也不跟你们玩了！”这次过山车给他留下了巨大的阴影，恐怕他以后想到过山车就会发抖。这就是“主动挑战”和“被动应对”的巨大区别。

这种坐过山车前后的整个过程与大家挑战“怕”的过程极为相似，关键看你够不够果断，能不能再狠一点儿，有没有坐上去的勇气（在保障安全的前提下）。若你面对恐惧犹豫不决，说“让我想想再说”，这一“想”的结果往往就是逃避。然而一逃避，恐怕你就很难战胜“怕”了。

关键点三：“分不清”时“随大流”。

当我们心情轻松、状态比较好时，能很容易分辨出自己的“怕”究竟是“小痞子”还是“杀人犯”。但当我们状态不好的时候，“怕”一来，往往就会发蒙、搞不清楚状况，很容易陷入误区，这是极其常见的。那么，当怕得厉害，没有办法立刻做出决断，不知道如何是好时，怎么办？三个字，“随大流”。什么叫随大流？意

1　举例是为了更形象地说明“主动挑战”和“被动应对”的差别，有一定危险性的活动，请量力而行。

思是，**想想我们周围心理素质比较好的人或者周围大多数人，他们遇到这种事情是怎么想、怎么做的？我们也这么想、这么做，向他们学习。**

我帮助过一个患强迫检查三年多的女大学生。她的症状是怕丢东西，以至于怕到不敢去教室、超市、食堂。每次离开教室，都要反复检查自己的抽屉及座位周围十多分钟，否则就不放心。很多时候，她刚下课，后面上课的学生就来了，碍于面子，她也不好意思反复检查，就不得不在不放心中离开。但人离开了，心却一直在挂念。等中午或下午下课后，她就会返回之前的教室，再次检查，不但检查座位周围，整个教室都要检查，每次检查要花四五十分钟。明知没有什么贵重东西，却无法自控。后来，她索性不出门、不上课，躲在宿舍自学，吃馒头咸菜。

在进行两次咨询之后，我开始陪着她一起进行挑战。我先陪她去了食堂，告诉她，“跟着我学，刷过饭卡，坚决离开，绝不回头检查”。一开始她非常紧张，紧张到从刷卡处到坐下来的十几秒钟，卡有没有拿在手里都不清楚了——其实卡明明在她手里。明明是现实，却搞不清楚，怎么会这样？这其实是人在高度紧张状态下的一种自我保护，是一种正常反应。这就是我上面说的，特别恐惧时，分辨不清是非真假。

吃完饭后，我又分别陪她到超市和教室锻炼。我不断提醒她：**“哪怕 99% 的注意力被不放心占据，内心再纠结、再难受，脑子再发蒙，也要控制自己的腿，坚决离开，向我看齐。”**当天中午，我们去了十几个教室，反复练习，把书包里的东西拿出来，摆在桌子上和抽屉里，坐一分钟后再把它们装起来，迅速离开。在十几间教室重复同样的训练之后，她的紧张感下降了很多。后面我鼓励她自己多主动训练。虽然偶尔逃避，但她一直在努力实践。三四个月之后，强迫症状就基本消失了。

举这个例子的目的就是让大家知道在不知道怎么办时，该如何去随大流。

上面这几个关键点里面，最重要的是第一点和第三点，也就是接纳效率不高的状态和随大流。当然，如果从短期的疗效上来说，第二点也很重要。你敢不敢主动出击，通过行动，把自己直径40厘米的“领地”逐渐扩大，也是能否战胜“怕”的关键因素。

05 视而不见：带你走出强迫思维的怪圈

强迫思维有两类，一类是排斥所导致的，另一类是屈从所导致的。无论哪一类，都是我们对其过于关注、越描越黑的结果。

如果我们对强迫思维总是分析来分析去，就相当于在给强迫思维输入能量，强迫思维会更猛烈地干扰你，你就会陷入情绪旋涡，就像拍打篮球一样，越往下拍，篮球弹得越高。而对强迫思维的关注感相当于物理学上的作用力与反作用力，**你对它的作用力（关注和担心）越大，它对你的反作用力（干扰）就越大。**

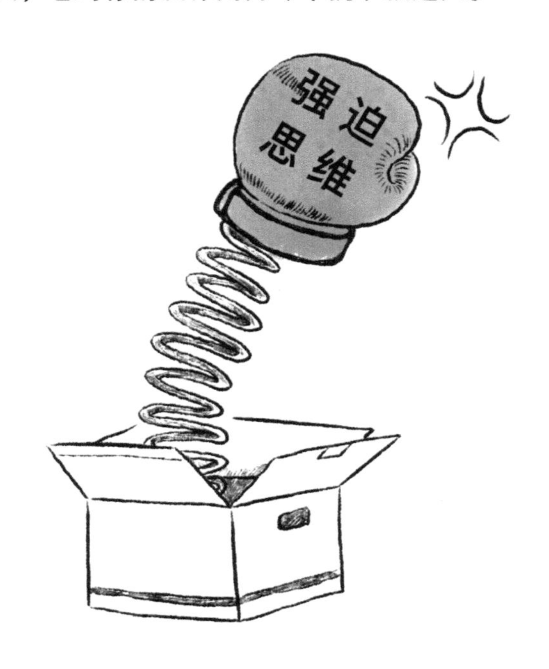

强迫思维还可分为单纯的强迫思维和伴有强迫行为的强迫思维两类。伴有强迫行为的强迫思维，由于行为看得见、摸得着，我们就可以从行为上的挑战下手，这个我们前面已有介绍。而单纯的强迫思维，尤其是以误区一为主的强迫思维，想要对它进行挑战似乎都无从下手。但其实这类强迫思维比强迫行为更容易挑战，只要出现，就可挑战，只不过实践方式和针对强迫行为的有所不同而已。

如何实践呢？就是在强迫思维出现的时候，自己慢慢去摸索**“既不排斥，也不屈从”**的“走钢丝绳”的感觉。这是一种内心的摸索过程，是一种涉及情绪、身体、认识以及行为的综合性的体验过程。

下面结合我自己走出强迫症困扰的经验，谈一谈针对强迫思维的实践。

最早的困扰出现在我刚上高三时。开学不久，一次偶然的失眠，让我陷入了对失眠的恐惧中。每晚早早上床，却充满焦虑，在床上辗转两三个小时，逼自己入睡。直到最后太累了，不那么关注睡眠时，我才能在煎熬中睡去。无论睡得多晚，我都会五点多醒来。醒后的第一反应是：“糟了，怎么醒这么早！能不能再睡会儿？”结果当然是再也无法入睡。每天只能睡四个小时左右。从此，失眠一直伴随我十多年。

失眠本身已经足够痛苦了，但相比于强迫思维，失眠的痛苦就算不上什么了。真正的痛苦是从大一开始的。到南京上大学的前一两个月，我非常不适应，自卑感很重，失眠就更严重了。但祸不单行，在我还没有完全适应新环境时，一个“火星点爆了炸药包”。有次上课时，外面的鸟叫声吸引了我的注意力。这本是人之常情，但我脑子中却突然跳出了一个念头：“万一我的注意力一直飘到外面，拉不回来怎么办？”从此，我便跌入和注意力拉锯的痛苦深渊。刚开始只是上课时注意力无法集中，但到后来严重泛化，看书、看电视甚至散步、打牌时也无法集中注意力，整天都处于一种紧张状态，总担心注意力不集中的念头和感觉冒出来。我对此束手无策，甚至害怕这样的状态会一直持续下去。然而，我越想尽快摆脱此感觉，越摆脱不了，最后陷入一种恶性循环——从早上睁开眼到夜晚艰难入睡，这种注意力不集中的感觉会持续存在，没有哪怕一秒钟的放松时刻，我的生活被彻底搅乱。那种紧张感如影随形，我的注意力永远地被分为了“对生活本身的关注”和“对注意力是否集中的关注”两部分，喜怒哀乐被永远地搅乱了，听到笑话，只能“半笑”，连最精彩的足球比赛也无法投入观看，生活从此失去了乐趣。

直到三四年后，我接触了疏导疗法，才知道这些症状和我要求完美的性格有关系。但当时鲁教授对强迫思维的论述和方法较少，我前两年一直处于自我摸索之中，那种监控感、紧张感持续存在，导致我的血压一直偏高。每次量血压，低压都在“90”以上，我怎么也找不到哪怕一秒钟不监督的、轻松的感觉。但后来有一天，有那么一两秒钟，我竟然没太关注那种感觉，好像把那种关注感忘掉了。当时我非常激动，但一想到“竟然没了，太好了，千万别来了”，那种感觉就又出来了。虽然那天只有一两秒钟的忘记，但那是一个很好的开端。于是我按照“允许自己紧张和注意力不集中，减少排斥”的理念，在“多做”中慢慢摸索。随着时间推移，没有强迫干扰的时间从偶尔几秒钟逐步增加到一次几分钟。一年多之后，情况大为好转，有时一两天才出现一次那种关注感，但几秒钟或一两分钟就消失不见了。现在，即使我让这种感觉出现，它也不出现了。这是一种“作用力为零，反作用力也为零”的感觉。后来，我的失眠问题也逐步得到了解决。正是这七八年的经历，让我对强迫症有了非常深刻的体会。

我原来总怕自己注意力不集中，总怕自己关注自己的注意力，甚至总怕自己关注自己的关注，其实都是来自完美主义要求。**当我**

允许自己不那么完美，开始试着接纳自己的注意力不集中，接纳自己对注意力的关注的时候，那个枷锁慢慢就松开了。就像解开一个死结，你越急，就越乱。你越不急，慢慢用力，反而越容易解开。

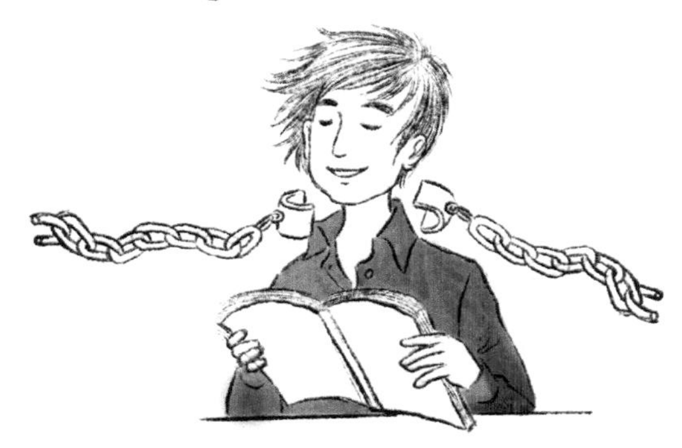

这一“特别在乎→比较在乎→不太在乎→不在乎”的过程，是一个实践、体验、领悟的过程，也是一个顺其自然的过程。功到自然成，不可强求。否则，又会陷入越急越慢的误区一之中。所以，对于强迫思维，与其说“克服”，不如说“淡化”。

* * *

在应对强迫思维的时候，我经常会用“自然地滑入”“不自觉地滑出”这样的说法。

一个人注意力的总量是一定的，越紧张，被紧张占据的注意力就越多。当人放松的时候，会感觉很安全，不需要调动自己的注意力去侦察周围的“敌情”，因而可以很投入地做一件事情。当一个人紧张的时候，说明他感觉周围存在危险，为了避免危险伤到自己，他就需要调动大量的注意力去侦察“敌情”，分析每一条信息，那他就很难放松地、投入地做当下的事情。当“敌情”过多、负担过重，超过注意力的可承受极限时，信息通道就会堵塞，就会感觉脑子不够用，甚至一片空白。相当于电脑打开的程序过多，超过内存运行的可承受容量时，电脑就会死机。人脑和电脑类似，如果你想象出来的对方的刀子马上就要砍下来了，你还有注意力做其他事吗？当然很难了。所以说，很多心理问题都是注意力的问题。**这些心理问题的解决与否，就在于你是把注意力更多地投入正常的事情，还是更多地关注“怕”的事情。**如果注意力大多被分配到“怕”一方，就会陷入强迫想象。实际上，在注意正常事情和纠结于强迫思维之间，注意力会像“游标”那样来回游动。随着我们“视而不见”，对周围的“敌情”慢慢不那么在乎，变得有些放松了，注意力也就会慢慢向正常状态移动。所以说，注意力的恢复是一个自然而然的无意识的“滑入”过程，是不受主观控制的，这跟误区一有点像。如果你试图控制你的注意力，总渴望“最好能恢复到从前的百分之百，实在不行，百分之八九十也行”，反而就进入“越控制，越失控；要求越高，效率越低”的误区了。

因此，对强迫思维，由恐惧到不太恐惧，再到不恐惧，由关注到逐渐不关注，往往是一种不自觉的过渡，而不是有意为之。同样，对于疗效，也应抱着一种无所谓的态度，达到“不怕它、不纠缠”的境界，既不勉强，也要能“随它去”。要不然，你越勉强，越想早些摆脱它，往往就越难摆脱。欲速则不达、适得其反、南辕北辙、“用心恰恰无，无心恰恰用”都是这个意思。

经常会有求助者问我：“黄老师，我什么时候才能彻底摆脱强迫思维的干扰，才能彻底不怕？”我会对他们说，如果你要求“尽快、彻底”，就完蛋了。在疗效上要求“尽快、彻底”，不是又强迫了吗？这叫作以病态压病态。为什么？因为你的症状往往就是追求完美的性格导致的，如果你在疗效上又犯了完美主义的毛病，那就是以完美克服完美，不但症状一点儿也少不了，可能还会让自己更加自责，从而加重症状。

曾经有个女孩怕自己胡思乱想，就总想排除脑子里所谓的杂念。一次咨询后，她说："黄老师，做完咨询，我一直试着为所欲为地去做事。但我感觉我做事的时候，脑子里也一直盘旋着一些想法，更不必说闲下来的时候了。另外，我在每次做完事后，总是习惯（或者强迫地）反思一下刚刚自己有没有胡思乱想，反而弄得心情更差。"**其实这就是犯了"以完美要求完美"的急性病。**

急于收获，只能是揠苗助长。对于疗效，不要限定时间，我们需要培养的心态是：**强迫思维两个月离开也好，两年离开也罢，一辈子不离开也罢，我都随便你，无所谓。你玩你的，我忙我的。**这才是一种顺其自然的态度。

需要注意的是，疗效不是凭空产生的，而是伴随你正常的生活而来的，是"多做""少想"的副产品。

* * *

当强迫思维袭来，试试冷眼旁观，做个吃瓜群众。长期坚持，慢慢放松，"习以治惊"了，就逐渐不在乎了。

是的，**"旁观者心态"，是面对强迫思维的"快刀"。**

下面是一位求助者关于旁观者心态的分享，是他自我疏导实践经验的总结，对于应对强迫思维有非常好的借鉴价值。

求助者，男，25 岁。

他 14 岁开始出现余光恐惧症状，十多年来，一直非常痛苦。具体表现是：害怕别人发现自己的余光，严重时会斜视；害怕别人的评价，总觉得别人在以一种奇怪的眼神看着自己；害怕与人对视，紧张到无法进行正常的工作。此外，他在生活中仪式化的行为也比较多，如轻微洁癖、严格按程序做事、害怕咳嗽声和脚步声等。

25 岁时，他开始通过收看“集体心理疏导视频课程”进行自我疏导，一年后，取得了很大的进步。

疏导疗法应对强迫思维的过程包括“分清是非真假、贴标签、快刀斩乱麻、视而不见、少想多做、习以治惊、系统脱敏”等，其中包含了一个 U 形的转移注意力的过程，特别像开车换挡。当强迫思维来袭时，就像挂了倒车挡，但与开车不同的是，我们很难换到空挡或者前进挡。我们希望切换到“脑子冷静，即使不做事也不紧张、不怕”的“空挡”，但是在实践“少想多做”的时候，我们容易急着转到前进挡，急于把强迫思维赶走，就容易陷入误区一或误区二，导致继续挂在倒车挡出不来。

贴标签，是把强迫思维归因于“怕”，当他以一种旁观者的心态来贴标签的时候，就很容易转移注意力，能够快刀斩乱麻，并且能带着这种紧张的状态去冷静地感受“怕”这种“小痞子”的表现。在这种情况下，他可以自如地选择换成空挡——不做事，也可以选择换成前进挡——做该做之事。在此之前，没有旁观者心态的话，是做不到换成空挡的。

旁观者心态收回了他的注意力，让他有精力来体验和看清楚“怕”。旁观者心态让他自动回到了独木桥上，既不排斥也不逃避，他既能看看“怕”是不是纸老虎，也能选择不看它，而是去做自己的正事。有了这样的心态，“怕”的程度会瞬间降低。这个旁观者心态让他把“快刀斩乱麻”中的“快刀”自然砍出来了，让他能够自动拔刀了。他在实践中最明显的感受是，当强迫思维来袭时，他立刻以旁观者自居，以前很僵硬的他竟然能很自然地深呼吸、然后叹口气了，脑海中自动浮现出“小痞子，你来了啊”的轻松感觉。然后就是“来就来呗，让我瞧瞧”，或者说“来啦，我有事要做，你乖乖待着吧”。

这种旁观者心态或许可以算作快刀斩乱麻的小技巧，而且能极大地降低我们的羞耻感，增加勇气和耐受度，减弱失控感。当“怕”不再过于压制我们生命力的时候，我们的执行力才能被真正释放出来。

当然，若我们经验不足、实践不够，在旁观的时候，就很容易陷进去。此时，最好的做法是允许感受自然流淌，感受紧张度由高到低的过程，“让子弹飞一会儿”，延迟反应，该做什么做什么。

* * *

在应对强迫思维时，要学会与强迫思维走“平行线”，它干扰它的，你做你自己的事情。

有些求助者为了摆脱那些痛苦的观念和行为，想以默念数字等方法来转移注意力，希望能把强迫思维和强迫行为解决掉，结果又出现数数的强迫思维和行为，可见这种方法并不可取。

最后总结一下应对强迫思维的几个要点：

第一，思维上的纠结必须借助行为的方式，才能真正摆脱，以思维解决思维是没用的。所以，“做”在淡化强迫思维的过程中极其重要。

第二，在强迫思维消失之前，你的注意力肯定会受到干扰。所以，要避免对注意力是否集中的过分关注。

第三，强迫思维与完美主义性格密切相关。想淡化强迫思维，一定要与改造性格结合起来。只要你的过头性格在，症状就可能反复出现，当你允许自己不完美，能够耐受不确定感时，强迫思维就会慢慢淡去。

06 “四不”策略：顺其自然才是真的解脱

“四不”策略与“视而不见”策略类似，指的是不硬斗，不投降，不理睬，不逃避。

第一，不硬斗。即在思维上避免硬斗，避免掉入误区一。

第二，不投降。即在思维和行为上，避免投降，避免掉入误区二。对于“怕”，一定要学会及时刹车，及时从悲观想象里脱身。否则，等到跌入深渊后再想出来就比较难了。有的求助者在长时间陷入这个误区后会想，“大不了一死”“真要是到了那个境地，大不了……”话说起来容易，但其实如果真有这个胆量，就不会陷入强迫症里面了。实际上，那些无限夸大的、病态想象的后果往往是大家都无法接受的，并不是痛下决心就能真的看开、真的无所谓的。所以豪言壮语听起来很好，但往往起不到多大作用。最好的做法就是在下滑到 2、3 的时候能及时提示自己，早些跳出来，而不要等到跌入 10 的谷底时再努力往上爬，那个时候就太难了。

第三，不理睬。时刻提醒自己：“他就是个小痞子”，虽然心里有些怕，真正不在乎暂时做不到，但你至少行为上要做出不怕他的样子。装作不怕他，也是迷惑他、让他远离的一种有效的方式。

第四，不逃避。关于逃避我们在后面还会详细讲解。

其实这第四个“不”，我最初说的是不刻意注意。后来觉得这种说法不太好，因为这样强调不刻意注意，反而会让大家刻意注意，或者让大家产生怕刻意注意的感觉，从而陷入强迫。什么是刻意注意呢？比如，有的患者经过初步疏导，或者心情愉快的时候，强迫思维会大大减少，甚至很久都不会出现。这时候，他们会想“强迫思维好久没有出现了，会不会再出现？可千万别再出现！”这么一想，病态思维往往就真的出现了，而且患者会开始新一轮的对病态思维的恐惧浪潮。这就是刻意注意。其实这种“怕自己注意，自己反而注意”的反复也是正常的，对于这种情况我们提倡的态度是什么？爱来不来——不来不想念，来了不驱赶。用这种心态对付“小痞子”，“小痞子”迟早是会对你感到索然无味的。

＊＊＊

说完了“四不”策略，接下来谈谈疏导疗法的另一个重要部分——顺其自然。

很多疗法都会提到顺其自然，如森田疗法、道家认知疗法等，但很多人往往对它存在误解。比如，有人说，我出门后不放心，想检查门，于是顺其自然再去关几下门。这样理解顺其自然，可就有很大偏差了。

曾经有一个人走路总怕踩到狗屎，心理科医生告诉他：“唉，你顺其自然，你想扭头就扭头，只要你不痛苦。”我觉得这个说法不是很妥当。走在路上，别人都不回头，而你不断扭头，三步一回头，能不痛苦吗？就像这位求助者说的：“和同事一起走在街上，不断地回头看，自己都感觉像神经病一样。”那么，到底什么才是顺其自然呢？

想理解顺其自然，就必须理解什么叫“自然”。自然就是客观事物的发展规律。拿大自然来说，有白天，也有黑夜；有阳光明媚的时候，也有狂风暴雨的时候；阳光后有风雨，风雨后又见阳光。“阴”与“阳”相互孕育，这才是自然。

人的心理同样如此，是变化的而不是静止的。我们有开心的时候，也有不开心的时候；有轻松的时候，也有紧张、担忧的时候；有注意力集中的时候，也有注意力不集中的时候；有发挥好的时候，也有发挥不好甚至丢人的时候。有的人总希望自己一直开心、轻松、注意力集中、保持第一名，那就远离了“自然”之道，反而会糟糕。为什么呢？要知道消极情绪是有其适应性功能的，比如愤怒能帮助我们抵御伤害，一直开心，和傻瓜又有什么区别？若注意力一直高度集中，危险来了都意识不到，那岂不是连自己都保护不了？一直第一名，如果哪天考了第二名，那就不活了？这难道不是悲剧？所以说，变化的、不完美的才是自然的；绝对的、完美的都是“反自然”的。**简单地说，自然就是不完美。**

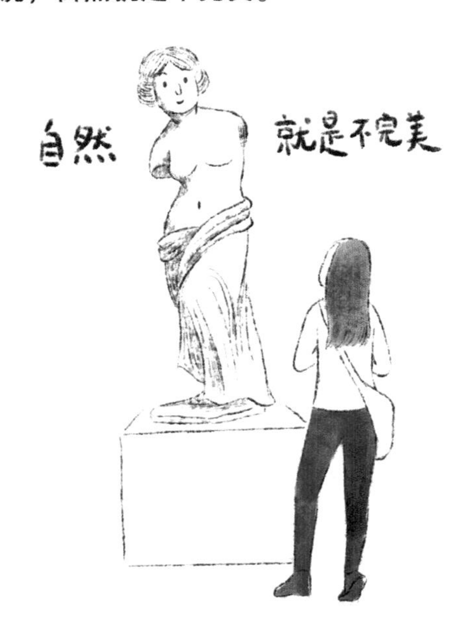

“天要下雨，太阳要落山”，虽然有时候我们会觉得有些不舒服，但这就是自然的规律。我们除了接纳，别无选择。没有人会抱怨太阳落山这种大自然的“不完美”，但有很多人对人性或心理的不完美过于苛刻。这样的结果，除增加痛苦外，别无他用。

知道了什么是自然，那么什么是顺其自然呢？就是当不完美、不放心、紧张出现的时候，知道这是人性的一部分，也是人性的自然，接纳这种不完美、不放心的状态，该干什么干什么。比如，担心手没“完全洗干净”时，要知道自然就是“差不多干净了”，而不是“绝对干净了”，毕竟我们不是去手术室给病人做手术。所以，对于这种没有“完全洗干净”的担心，我们只能像看太阳落山一样视而不见，该做什么做什么！该做什么呢？立即离开洗手池，坚决不多洗。

同样，“小痞子”来干扰你也很正常，这也是一种自然，只要视而不见就好。如果你总希望不被干扰，那就“反自然”了。反自然的后果是自寻烦恼，离自然越来越远。

“反者，道之动”，事物发展到极致，就会向相反的方向转化。世间万物，大自然也好，社会规律也好，人的心理活动也罢，都是如此。很多求助者要求完美，总希望一直好，不愿意面对坏，然而物极必反，结果只能是更坏、更加不完美，这就是反自然的后果。

在这里介绍一段很著名的话，来帮助大家理解顺其自然。

他强由他强，清风拂山岗。
他横由他横，明月照大江。
他自狠来他自恶，我自一口真气足。

这是金庸著作《倚天屠龙记》里九阳真经的口诀，可以用来说明如何面对“怕”。“小痞子”气势汹汹地来了，他好像很强大，而且很蛮横，我们怎么办？任凭他兴风作浪，我只管坚定自己的心，做该做的事，对于这些干扰，就像一阵清风微微地刮过山岗或者像明月铺满江面一样，不被惊扰。

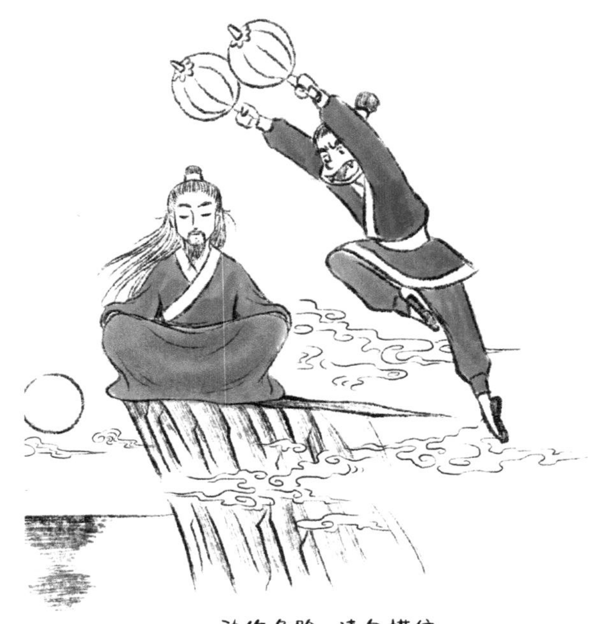

动作危险 请勿模仿

* * *

结合前文对顺其自然的理解不难发现，**强迫症患者之所以会出现强迫症，往往是因为不能顺其自然，总是想通过追求完美或追求确定感来掩饰事物的某些自然属性，结果适得其反。此外，强迫症患者往往还会掩饰性欲望或攻击欲望等本能欲望，这些本能欲望本来就是人性的一部分，掩饰的结果，当然也会适得其反。**

以攻击欲望为例，有的人在面对权威时会讨好对方、手足无措。表面看上去是恐惧，其实内心更多的是压抑、不服甚至厌恶。面对权威，虽然很想挑战，但自身力量又不够，怎么办？只能尽力掩饰，避免对方看出自己的心思，给予自己难以承受的惩罚。理智上想掩饰，但内心却无法控制。所以，一些人一见到权威人士，就会引发内心冲突。比如，一位有强迫思维的小伙子，小时候母亲对他很宠爱，而父亲较为严厉，经常指责、贬低他。成年以后，他便对像父亲一样的权威人士很恐惧。在跑步、游泳时不敢超过中青年男性，一旦超过就会主动放慢速度，等待别人超过自己，自己再跟随其后。

关于顺其自然，我再分享一下我的亲身经历。我之前曾多次参加心理学专业的培训，同行在一起，我们经常会分享自己内心的困惑，相互练习。即使是外在很阳光的人，多多少少也会有内心困扰。有一次，老师让我们每个人分享一个自己最欣赏的自己的特质。尽管有些忐忑，我仍旧鼓起勇气做了分享："我最欣赏自己的一个特质是自卑。虽然我很长一段时间里都有些自卑，但不否认自卑也给我带来很多好处。比如，能够较好地体谅别人，有亲和力；以自卑之心与人交往，更容易与人沟通；自卑还让我看问题比较深刻、犀利，使之成为我的职业优势，从而让我成为一个更好的咨询师。"分享前，我感到有些羞愧，很担心暴露自己的弱点被别人"另眼相看"，但当我鼓足勇气分享后，大家非但没有看扁我，反而纷纷夸我勇敢，对我说："你敢暴露自卑，说明你并不自卑。"

这次分享，给了我很好的体验：第一，自卑也好，羞耻感也罢，都是人类普遍拥有的情感，也是一种人性的自然；第二，我们的所有情感，都是我们自身的资源，就看你如何看待它或利用它；第三，对于这类情感，敢于自我开放，面对它、接受它，而不是贴标签、拒绝它，是与这种情感和解（也可以称为妥协）的好方式。这样，它就能转化成温暖和爱，给予你成长的力量，而不仅仅是给你带来妨碍、内疚、痛苦与逃避。

总而言之，我们只有真正理解自然，包括理解心理的自然、人性的自然、社会的自然乃至大自然，才有可能真正做到顺其自然。否则，我们就很难走出完美、确定、刻板、绝对等非自然甚至反自然的误区。

人的成熟，就是能够逐渐面对一切真相，无论是关于自己的，还是关于世界的。不虚伪，不掩饰，能够向世界开放自我，也能够向自我开放世界，也是一个人走向成熟的必经之路。

* * *

有位强迫检查的求助者，他从不自然走向自然的经验和体会，相信能够给大家带来启发。他将进步过程分为了三个阶段：

糊涂：完全不知所措。

明白：明白强迫思维来了以后该怎么做，但十分机械，刻意用学来的方法去解决生活中遇到的问题和出现的症状。但他认为，这是必须经历的一个阶段。

习惯成自然：模模糊糊、朦胧的感觉，好像所有学来的知识和方法都已经融为一体，又不太容易记起一条条的原则或处理问题的方法，但是遇到问题后能形成正确的条件反射，用正确的方法解决问题。他自己举例说："我一想去重复检查门，脑中就会觉得这好像很无聊，没有什么必要。"这就很接近一般人正常的思维了。

其实心理治疗跟习武非常相似。第一阶段：普通人一个，不会任何武功，敌人来了只能任人宰割。与心理治疗相比，就相当于有了心理障碍，但不知道原因机理，更不知道如何解决，因此陷入迷茫与痛苦。第二阶段：拜师学艺，从蹲马步开始，学习一招一式及基本套路，反复锻炼，熟能生巧。在心理治疗中，相当于运用所学的方法去面对症状，不断进行实践与摸索。第三阶段：武功练到高深处，对手来犯，不再需要回想一招一式或套路，而是应对自如，无招胜有招。一个人的武功炉火纯青、登峰造极时，还需要背套路、剑谱吗？同样，当你心理素质提高到了一定程度，习惯成自然了，"怕"再来的时候，你还需要套用"视而不见"策略吗？当然不需要，你会自动化地应对。这个时候，只需要持一个信念在心中，所有的治疗方法、策略都可以扔掉，轻装上阵。

有一位求助者曾长时间受到强迫思维的困扰，学习了疏导疗法后，短短几个月，就取得了比较大的进步。一年多后，有过一次大的反复，但他短时间内也走了出来。这里有一段他的感悟：“症状严重的时候，简直就是人间地狱。现在虽然偶尔还有强迫思维，但我不会再在意了！现在就是‘做’，只有‘做’才能实现抱负。人只有吃过大苦，才有一番体会，这也许不是财富，但也是自己独有的体验。我无数次惋惜如果自己不得强迫症，那人生的体验会有多么不同。但人生没有‘如果’，既然得了强迫症，就接纳吧！所要做的就是向前看。”

07 “三自一转移”：你也能成为自己的治疗师

前面几节介绍了很多关于疏导治疗的原理和要点，但是这个方法能不能真正起到作用，还取决于自身，能不能结合自身活学活用是关键。

本节将为大家介绍一位疏导疗法的实践者，以及他总结的“三自一转移”自我疏导方法。本节内容共分为两部分，第一部分是这位求助者的主要症状；第二部分是他运用疏导疗法的实践和体会。让我们看看他是如何成为自己的治疗师的。

求助者，男，46 岁。

这位求助者来自北京，他的主要症状是害怕与死者有关的一切东西，同时还夹杂着其他强迫、焦虑和抑郁症状。病症的起因是他因肝病住院，出院的时候，听说和他关系很好的一个副所长突然被患精神病的儿子打死了。一听到这个消息，他瞬间就从头到脚全身发麻，感觉要瘫痪了似的。因为大病初愈，单位的同事经常到他家看望他，聊天过程中就会不断讲起副所长被打死的具体细节。每听一次，他就紧张一次，身上就发麻一次。慢慢地，由开始的吃惊、同情、难过逐步发展到紧张、恐惧。之后，他竟然全天都摆脱不了这些感觉，除睡觉外，其他时间都在想这件事情，非常紧张。本来他的肝病还没有完全康复，再加上心里又紧张，导致全身不舒服，就形成了恶性循环。他进行了各项身体检查，没有发现任何器质性病变。后来，医生会诊，说他是神经官能症。如果按照现在的诊断标准，其实就是强迫症或恐惧症。他当时出现的主要症状如下：

第一，强迫思维严重。总觉得死人在纠缠自己，一个人不敢待在房间里，也不敢去没有人的地方。想到、看到、听到的事情，都会不自觉地与死人联系起来，如“这个东西像死人用的”“那个东西像死人看的”等。与死人有关的事不敢听，有联系的字也不敢看，甚至连报纸和书都不敢看。

第二，焦虑、多疑。做完事、讲完话后总怀疑自己做得不对，事后总是不自觉地去回想、琢磨，从中找自己的问题。

第三，不能谈别人的缺点，严重时还不能说物体的不是，谈论人和物只能说好话，否则就浑身难受。

第四，有时事情怎么做都觉得不满意。一件物品怎么摆放都不舒服，看一件物品不能太久，否则会发呆。

第五，情绪紧张、焦虑、抑郁、恐惧，怕大的响动，忧伤、烦躁、易怒等，神志恍惚，严重健忘，注意力很不集中。

第六，躯体症状很多，全身难受。

因其症状较为严重，导致无法工作，只能长期请病假，到处求治。后来他到南京找鲁教授进行疏导疗法，每天一次，七八次之后，就回了北京，住进了郊区的疗养院。疗养院条件很好，但就是无事可做。疗养了几天，他的症状非但没有减轻，反而更加严重了，他脑袋里铺天盖地都是“怕”，屡屡试图自杀。无奈之下，只能再次来找鲁教授。鲁教授又为他疏导了几次，并且带他去了医院的太平间进行实践训练。当症状有所减轻后，他就又回了北京。这一次他吸取了前面的教训，不再回疗养院，而是直接上班了。因为状态不好，刚开始只能上半天班，后来慢慢恢复了全天班。再后来，随着病情的好转，他逐渐把药也停了。之后的二十余年中，他和鲁教授一直保持联系。后来，他各方面都适应得很好，还升了职。

他结合疏导疗法，将自己成功的经验总结为“三自一转移”。

很多求助者运用他的办法，都取得了不错的效果。

“三自一转移”疗法中的“三自”是指：对待强迫症状在思想上要做到自我认识、自我矫正、自我改造。即首先要认清自己的哪些行为和思维是病态的；然后对病态的思维和行为要随时进行矫正；对自己过于严谨的性格，随时进行自我改造。**“一转移”就是主动转移思路**。下面我们看看他具体是怎样做的。

他说：“像我这样症状又多又重的患者，随时随地都会被强迫思维和行为所困扰，所以常常会有濒临绝境之感。病情发展得这么严重，主要是因为在接受疏导治疗之前，我在思维和认识上犯了一个大错误，就是老往病态上进行联想，因此产生了许多正常人没有的病态反应——强迫思维。所以，要想使自己的病情减轻，首先需要在认识上有一个比较大的转变，也就是进行‘自我认识’。当不由自主地出现强迫思维及恐惧心理时，我就立即‘自我矫正’，提示自己这都是病态，马上中断这种病态的思维，换一种思维内容。久而久之，许多强迫观念自然就淡化了，且随着时间的推移，有的就基本消失了。”我们可以看到，这是他对“分清是非真假”的一种具体的运用，而且运用得很好。首先，要看清楚思维究竟是“纸老虎”还是真老虎。其次，对于“纸老虎”就换个态度，不要搭理它。最后，换一种思维内容，这个内容可能是和别人讲讲话，或者做点别的事，总之就是不让病态联想继续下去。久而久之，“习以治惊”，症状可不就淡去了嘛！

他认为自我认识和自我矫正在对待强迫行为上也有很好的效果。他说：“很多时候我会要求东西只能这么放，不能那么放，严重的时候，怎么放都觉得不行；做一件事也是这样，怎么做都觉得不太好，最后弄得自己浑身难受。对于这些强迫行为，我首先会在认识上进行矫正——认识到这些完美要求完全是自己给自己画的框框，自己给自己套的枷锁。正常人是怎么做的，我就怎么做。随时认识，随时矫正。时间长了，就逐渐形成了好的条件反射，强迫行为自然而然就慢慢减轻了。习惯成自然，随着强迫行为的慢慢消失，良好习惯就慢慢形成了。”

自我改造又是怎么进行的呢？他说：“我是过头性格，过于认真，过于胆小，做什么事都要求十全十美，不能让别人有看法，对自己要求过高。在有了强迫症之后，慢慢还有了一些新的症状——说话、做事的时候总喜欢不自觉地去回想、琢磨，不放心。对于这个症状，在接受第二次疏导之前，我一点儿也没有认识到是自己的性格问题，就更谈不上进行性格改造了。在第二次疏导的时候，鲁教授严肃地对我说：‘你要是能做到我讲的 20% ~ 30%，症状就不会反复得这么严重。你的性格就像铅笔尖一样，把尖头削掉就正常了。’所以，后来每当我不自觉地去回想、琢磨的时候，我就有意识地提示自己，是自己性格过头了，需要调整了。在这方面，我总结了两句话。第一句是**‘凡事不要做可怕的预测，什么时候真有问题了，什么时候再说’**，第二句是**‘不要把困难想得太多，到哪座山就唱哪座山的山歌’**。我冷静地思考过，像我这样‘严谨’的人，一般是不会做错大事的，即使是偶尔做错点小事或说错点话，也不去预先做可怕的预测，做到‘到哪座山就唱哪座山的山歌’。只要一出现回想和琢磨，我就设法去想别的事和做别的事，长此以往，不自觉的回想、琢磨也就慢慢减少了。在这个症状上，我开始真正尝到了改造性格的甜头。我觉得，凡事都要掌握好一个‘度’，并且要时刻记住这个‘度’，这样才能有利于改造性格。”

那么“一转移”又是什么呢？其实就是“转移思路”。他说：“转移思路指两个方面，一方面，当不自觉地出现强迫思维时，就有意识地去想别的问题或做别的事情，目的是改变过去老往病态上进行联想的习惯。经常这样有意识地去转移，强迫症状也就越来越轻了。另一方面，在身体能够坚持的情况下，能上班就去上班，这是一种不自觉的转移思路。上班后做些自己力所能及的事情，思考一些与工作有关的问题，无形中也就转移了思路，这样就能避免一个人独自闷在家里或在疗养院里，在各种'怕'中兜圈子。"

最后，这位求助者对自己的情况做了个总结，他说："开始时的实践是相当痛苦的，几乎是时时刻刻、处处事事都要进行'三自一转移'苦战，但这种苦战给自己带来了胜利的喜悦。随着强迫症状慢慢减轻到基本消失，恐惧、抑郁、焦虑情绪也跟着减轻了，食欲和睡眠也好了，真是一好百好。但是这些症状是相当顽固的，随时都有反复的可能，是不能掉以轻心的。二十多年来，我不断地用'三自一转移'来提醒自己，所以一直没有出现过大的反复。"

以上就是这位求助者的全部分享。结合他的心路历程和经验分享，我想跟大家提示两点。

其一，理论是个框，实践往里装。再好的方法，也只有结合自己的实践，通过体验，将"知道"内化为自己的"认识"才行，只有这样，方法才能真正成为你进步的阶梯。如何将理论与实践相结合，形成自己的风格，需要你慢慢摸索。

其二，加深对转移的认识。有的人认为，转移不是一种逃避吗？遇到痛苦就去做别的事，为什么不能把痛苦解决了再做事呢？我的回答是，不可能。想必大家都深有体会，围绕你想象出来的痛苦，转来转去，不但解决不了，反而会苦上加苦。相反，化痛苦为力量的转移是一种升华。升华在精神分析理论中是一种比较好的、成熟的自我保护方式，意思是：当人痛苦的时候，不沉浸于痛苦，而是去做一些有意义的事，超越痛苦。

* * *

结合前文求助者的经验，我着重谈一下关于精神休息的问题。

精神休息和躯体休息虽然都是休息，但是这两种休息有很大不同。身体生病了，卧床休息有利于病情的恢复。但心理上焦虑、抑郁了，那卧床休息只能雪上加霜。这个时候，需要的不是躯体休息，而是精神休息。

精神怎样才能休息？**最好的精神休息是让自己忙起来，做一些有意义的事情，哪怕是没事找事，也比什么事都不做要好。**为什么？因为，强迫也好，焦虑、抑郁也罢，都是因为想得太多，也就是“想象”出了问题。如果空闲下来，什么事情都不做，反而会更加想入非非，更加焦虑、抑郁，陷入恶性循环。尽管有时候疲惫无力、没有兴趣，不想动，也要逼自己动起来。接触现实，增强现实感，就能避免在想象中兜圈子。**毕竟，想象会制造出一个更可怕的“内在现实”，而现实往往并不会像你想象的那么糟糕。**

所以，还在被强迫症困扰的时候，一定要能够找到一个合适的事情忙着。强迫症越严重，越要忙起来。强迫、焦虑、抑郁都是向内自我攻击的方式，都是自己和自己过不去。而一旦有了合适的外部目标，有了需要忙碌的事，内心的能量有了外部的投注点，对内攻击的能量自然就会减少，焦虑、抑郁就自然减轻了。

当然，这里有个悖论。即强迫越严重，越焦虑、抑郁，越是什么也不想做，但这时反而要忙起来，不是悖论吗？正因为是悖论，所以心理调整之路走起来才会如此艰难。

那么，怎么才能做到成功转移注意力呢？最好是有计划、有目标地忙。但有时人特别抑郁，没兴趣、没精力、没目标、没计划，怎么办？那就做点有意义的事，哪怕是做做家务，或者是做些助人的事，如做义工、志愿者等，都有利于你从抑郁或焦虑状态中走出来。一定要避免躲在家里“思考人生”，那样只会导致你更加抑郁、焦虑。有的人一焦虑就会躲在家里看电视、刷手机，几天下来，发现自己什么都没做，反而会更加自责，会加重无价值感和抑郁情绪。

所以，忙起来至少有两个好处，一是有利于有效地转移注意力，减少对病态的关注；二是由此产生的价值感对自己很有帮助——“我没有白活”的感觉，能够缓解抑郁情绪。

08 减少逃避方能战胜“怕”

逃避是人面对危险时的一种自我保护方式，如老虎追来了就拼命跑，这样才可以保全自己的性命；天下雨了就躲到淋不到雨的地方，这样才能保证自己不被淋湿。趋利避害是人的本能，但是如果一只小猫跑过来，你撒腿就跑，这种逃避就不合适了。不该怕的你怕了，不该跑的你跑了。因为胆子小，把各种后果放大，怕“万一”而躲开了，那就是不当逃避。

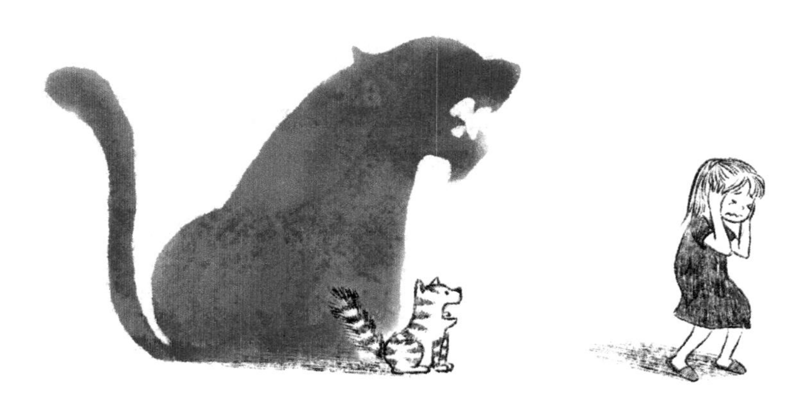

本节内容所谈的主要是不当逃避，也可以叫病态逃避。**之所以叫病态逃避，是因为本不该躲开的，却躲开了。**那样，你就会屈从于“怕”，就会不断巩固甚至强化强迫思维或行为，你就更难摆脱症状的困扰。所以，我们才说**逃避是治疗强迫症的大敌。**

关于逃避，有几句很经典的话，相信大家深有体会。

第一句，“逃避是个无底洞！”

第二句，“谁逃避，谁失败！”

第三句，“攀登途中暂时的失利，比逃避换来的暂时轻松，要有价值得多！”

大家可以结合自己的症状看看，逃避是不是具有这些特点。其实这几句话表达的都是同一个意思：在强迫症面前，是面对还是逃避？是登山还是在山脚下休息？是长痛还是短痛？就看你怎么选了。

本节内容主要分为两部分。第一部分，详细介绍七种逃避类型的不同表现形式。第二部分，是逃避者的常用语言，也就是为自己的逃避找借口，逃避者平时都喜欢说哪些话。

* * *

逃避的表现形式有以下七种，看看你“中招”了没有。

第一，为“万一”找借口、说情，屈从于病态的“怕”。

这是最常见、最主要的逃避形式。我曾接待一个小伙子，他有洁癖，洗手次数很多。在咨询时，我鼓励他尽量不洗手。有一次他拿了一瓶饮料，不小心洒到了手上。他说，手上太黏了，不洗不行啊，就去洗了。他是真的“不小心”吗？我认为他是在为自己的“怕”找借口，也许这种逃避他自己都没有意识到。

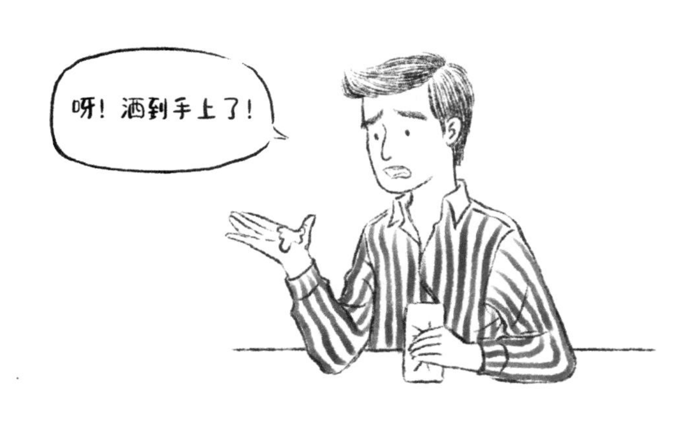

关于逃避，鲁教授还讲过两个经典案例。

第一个案例的主人公是个小伙子，他怕自己的裤脚皱，不整齐，所以，会一遍又一遍地去整理裤脚。鲁教授对他说："你坚持不弄，看看会怎么样？"他忍了很长时间没再弄裤脚。后来，他借着给另一个求助者介绍自己症状的机会，"我有什么症状呢？我的症状是这样的，老弄裤脚"，边说边示范自己是如何整理裤脚的。实际上，他是实在憋不住了，为自己的强迫行为找了个借口。看来，对于逃避，我们有无穷的智慧，会找来非常多的借口。

第二个案例的主人公也是个小伙子。他有两个症状，一个是社交恐惧症，另一个是怕出现交通意外，怕汽车把自己撞死了。为此，他躲避在家，从 18 岁到 28 岁，十年没有出过村子，连镇上都不敢去。到 28 岁了，他自己感觉再这样下去就完了，所以鼓足了勇气，让妈妈带他去看医生，于是他们找到了鲁教授。到医院附近时，刚好有辆卡车从他身边"呜"的一下开了过去，速度很快，他一下子就蒙了，脑子一片空白。他本来就怕汽车，一直在躲避，没想到这次遇到真事了。发蒙中，他来到了鲁教授门诊，问鲁教授："鲁教授，我是死的，还是活的？"鲁教授说："你这话是什么意思啊？"他说："刚刚有辆汽车从我身边过去，好像压到了我，把我压死了，我是死的还是活的，搞不清楚了。”他妈妈在旁边讲：“你肯定是活的。你是死的，怎么还能和鲁教授讲话呢？”他就说：“你不要讲，你讲了没有用，让鲁教授讲！”因为他比较相信权威。但鲁教授怎么会上他的当呢，当然不会对他说出“你肯定是活的，要不然你怎么跟我交流呢”这样的话。其实很多家长都是这样，孩子不放心询问家长，家长便一次又一次地保证，这也就相当于纸老虎牵着他一个人走已经够滑稽的了，后面还跟着他的爸爸、妈妈。其实，他问一遍，你保证一遍，是没有用的，过会儿他还会再问。

鲁教授很清楚这类求助者的特点，当然不会跟着他一块逃避了，于是就对他讲：“你是死的还是活的我不知道，你自己考虑。”这位求助者因为没有得到他想要的答案，就直接跪了下来，说：“你不回答，我就不起来。”鲁教授说：“你不起来就不起来！”接着就叫下一个患者进来，把他晾在了一边。结果，新进来的患者话还没说完，小伙子就起身对鲁教授说：“鲁教授，我想清楚了，我是活的，如果是死的，就没办法和你说话了。”所以，可以看到，他是真的不清楚怎么回事吗？不，他其实 99% 是清楚的，只不过是怕“万一”，所以被“怕”牵着走了而已。当然，高度紧张时，分不清是非真假的现象也是很常见的。这也是给大家推荐 “随大流”的原因所在。

第二，逃避正常的社会功能。

社会功能是什么？就是学习、工作、人际交往、日常生活等。有的人该上学不上学，该工作不工作，该与人交往不交往，日常的家务甚至个人卫生也不管了，为什么？他的借口是“我实在太焦虑、抑郁了，心情这么难过，还叫我上班、上学、做家务？还叫我拜访同学、走亲戚？算了，还是待在家吧！”做什么呢？睡觉。能睡着吗？不一定。能睡着也好，但问题是多数情况下睡不着，那怎么办？只能熬下去！结果只能是更加焦虑、抑郁。

第三，过多抱怨外因。

好多求助者过多抱怨社会不公平或者父母不好、同学不好、同事不好、配偶不好等，却很少从自己身上找原因；或者总是想起美好的童年，越想觉得现在越惨。其实，这些都是在逃避。

我接待过一个高三女孩，在高二开学前，她听一个同学说，新学期的语文老师讲课水平很差。她听到这个消息以后就很不舒服，感觉遇上这样的老师很倒霉。一开学，她就带着“这个老师很差劲”的刻板印象听课，越怀疑，就越觉得这个老师讲得差。后来，她还抱怨那个老师不但课讲得差，长得也丑，让她心情大受影响。再后来，就整天悲观地推测：“我语文成绩差了，高考肯定考不好，高考失败了，人生岂不完蛋了？”所以慢慢就听不进去课了。刚开始只是语文课听不下去，到后来其他课也听不下去了，最后干脆不去学校。经过多次咨询之后，她才慢慢认识到是自己的问题，然后症状才开始有所减轻，学习上也有了进步。现在她已经大学毕业参加工作了，状态也一直很不错。

第四，过分依赖他人。

如依赖家人或者咨询师。在你最艰难的时候，爬山爬到最陡的地方时，实在撑不住了，咨询师可以扶你一下，但你不能让咨询师一直拽着你上去，路终究要靠自己走。有的求助者则过分依赖家长，什么事情都让家长包办，或者感觉不放心时就问父母“会不会？可能不可能？”父母一次又一次地说“不会、不可能”，只会使其强迫症状更加顽固，最后只能是问个不停。

第五，逃避治疗，怕痛苦，得过且过。

“叫我去挑战，叫我去与人交往，那种痛苦真是难以忍受。”明明知道只有这样才能走出来，但是怕痛苦，得过且过，逃避一天算一天。有一次，有个男性艾滋病恐惧症患者决定参加集体疏导班，提前把疏导班的费用全交了，但当他听说班上有另一位恐艾者的时候，就觉得这个恐艾者有患艾滋病的嫌疑，坚决不肯到疏导班现场来，甚至我让他过来退费用，他也不敢来。你想想，他逃避的程度得有多严重！这么逃避，他能走出来吗？

第六，过分依赖药物。

如果你正在用药物辅助治疗，随着心理治疗的深入，你的心理素质提高了，心态有所调整了，药可以在医生的指导下慢慢减少。有的人感觉没有药就不行，那是不自信的一种体现，也是一种逃避现象。

第七，极端逃避——自杀。

自杀是最严重的逃避形式，如果你也有过这种念头，我想告诉您："大可不必，试试本书介绍的方法，你完全有可能变好！"

* * *

除了上面介绍的几种常见逃避形式之外，求助者在逃避时，还经常会有一些典型的或常见的言语，为自己的逃避找理由和借口，我将其称为"逃避的格言"。下面，我列举一部分出来，帮助大家看清楚自己是不是在逃避以及在以何种方式逃避。

我们经常听到求助者说这样一句话："我的症状和他们不一样，他们怕的都是纸老虎，都是根本不可能发生的，但我的不一样，我的是很有可能发生的"或者"我的情况比他们都重，比他们都痛苦，我是最痛苦的！他们担心的事情至少不牵扯到生命，而我担心的是关系到生死的，这能不在乎吗"。然后，他们就"理直气壮"地逃避。

还有的人会说："我知道一般不会的，但是，万一呢？"曾经有一位北京的求助者总结过一句话，我觉得非常好。他说：**"强迫症、恐惧症患者所担心的万一是永远不可能发生的。"**他这句话虽然有些绝对，却很值得大家借鉴。有的人担心之事发生的概率甚至小于被雷击中的概率，但他们仍纠结不已，因为“再小的可能性”，也是“有可能”。

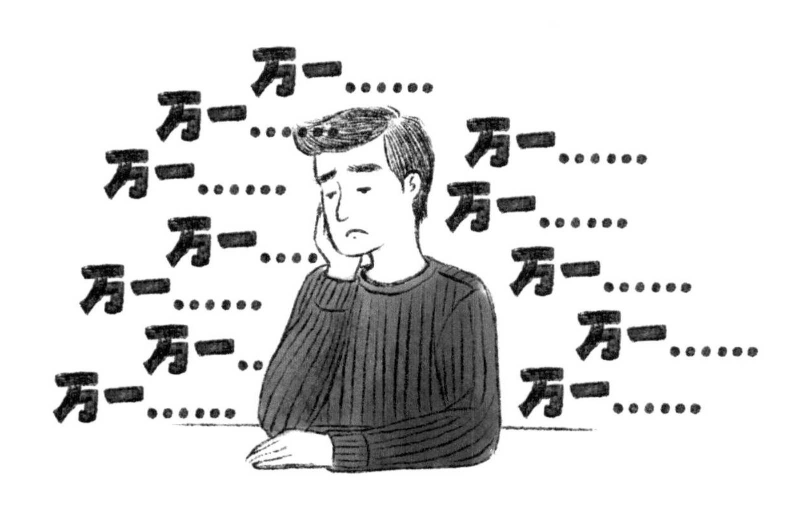

还有的人会说：“我们那个单位（学校、班级）的人素质太差，人际关系太复杂，我要换一个人际关系简单一点儿的单位（学校、班级）。”这也是一种逃避。有人的地方就有江湖，就免不了要处理人际关系，躲是躲不掉的。

还有人会说：“如果……就好了。”总是在幻想不一样的现实。世界上没有如果，只有现实。如果太多，沉溺于幻想，就会离现实越来越远。

还有人会说：“算了，舒服一天是一天吧，以后再说吧。”似乎待在家逃避一天，就能舒服一天。躲在家，你真的舒服吗？别人都在上学，你在家里天天无所事事、胡思乱想，或者做一些无聊的事情，你舒服吗？当然不舒服，只不过逃避起来，痛苦程度稍微轻一点而已。

还有的人经常会说：“哎呀，这次就算了吧，下次行不行？或者明天行不行？”“让我去……让我再想想……”一“想”就逃避，肯定不敢去行动了。

还有人会说：“我还没有认识清楚，你让我怎么行动？”或者说：“黄老师，你说那个是纸老虎，但我还没有看清楚，我要看清楚了才能去面对它。”那样的话，你永远看不清楚，你也没有胆量看清楚。

还有人会说：“我知道我应该去做什么，但是……”我最怕求助者说“但是”，因为“但是”后面，一定是一大堆逃避的理由，“但是”的目的就是逃避。

还有人会说：“我感觉那种情况仿佛确实会发生。”这里面的三个词，第一个“感觉”，你的感觉往往是有问题的，因为你是拿放大镜来感觉的。加上第二个“仿佛”以及第三个“确实”，这三个词组合到一块简直绝配。万一套万一，结果又会如何呢？

还有人会说：“没睡好，状态不好，肯定做不好。算了，不去了吧！”实际上，即使昨天晚上一分钟没睡，今天照常听课，我相信你总能听进去一些。也就是说，你可以在没睡好的情况下坚持做很多事情。而有的人以此为借口进行逃避，这是睡眠强迫很典型的一种心理。

还有一种逃避是什么呢？他会这么讲：“我真的好了，就不用实践了吧。”有个小伙子认为自己电动车的充电器不吉利，十分害怕接触充电器。有一次，他对我说：“黄老师，我好啦，我接受你的疏导治疗以后，茅塞顿开，绝对不怕了！”但他每次见到充电器，还是会像躲瘟神一样躲开。

还有人说：“哎呀，我不重复的话就睡不着，那明天怎么办？”于是，他就开始重复。我的建议是：**宁愿少睡一点儿，也不要重复，不逃避。这是战胜“怕”必须付出的代价。**

还有人会说：“方法我都知道了，将来我肯定会坚决实践的！”或者说：“等我回去我一定会实践的。”要实践就现在实践，不要留待将来，将来只不过是另一个现在而已。推到下次或者明天，那都只是逃避的借口。

还有不少求助者会说：“这种方法不适合我，我要找一种适合我的。”其实所谓的“不适合我”，无非就是害怕面对痛苦，遇到这种情况，我会支持他们去找更合适的方法。我遇到过几个求助者，几年前从我这里离开去寻找“更合适的方法”，后来又回来找我。结果发现，之前我帮不了他们，现在我仍旧帮不了他们。因为问题的关键不在于咨询师，而在于他们的逃避。

结合上述内容，大家可以对照自己，看看自己身上有没有出现这些逃避行为和语言。也希望本节内容能够帮助大家看清逃避的真面目，早日走出逃避的迷雾，早日战胜“怕”，获得胜利。

第三章

强迫及相关问题的类型及对策

01　洁癖类强迫：如何挣脱“脏感”的束缚

接下来的内容将围绕几大类强迫及相关问题，同时结合案例，分类介绍疏导治疗的过程，以便大家借鉴实践。需要再次说明的是，各类强迫及相关问题之间，症状交叉较多，所以此处只是粗略分类。

首先，我们来了解一下，洁癖类强迫到底是怎么形成的。

所有强迫症都和从小形成的性格有很大关系。孩子出生后，并不清楚什么是干净的，什么又是脏的，干净或者脏的概念，是由大人传递给孩子的。孩子从天性上是不喜欢规矩而喜欢脏乱差的。比如，很多小孩会玩自己的小便，不亦乐乎，并不觉得脏。后来，在家长的言传身教下，逐步形成规矩，养成了爱干净、讲秩序的行为和观念。可是如果家长过于严谨，对“脏”厌恶过了头，会有什么后果呢？受家长影响，孩子同样也会对“脏”过于在意，会过度注意干净、整洁。但“脏”对孩子又具有极大的吸引力，所以当对“脏”的兴趣出现的时候，孩子就觉得不好，就想压抑住这种冲动，并通过一些行为向父母看齐，或向父母保证：我是厌恶“脏”的，我是爱干净的。如何保证呢？要么在心里说“不喜欢，不喜欢”，要么直接回避“脏”，要么通过反复洗手的行为间接与“脏”划清界限。这就是洁癖类强迫思维或强迫行为的形成过程。

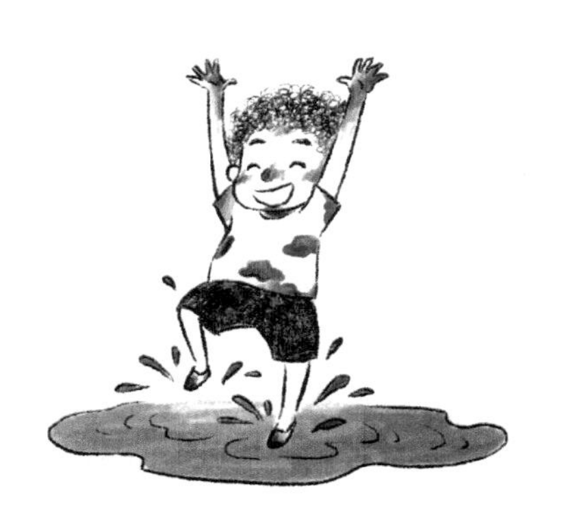

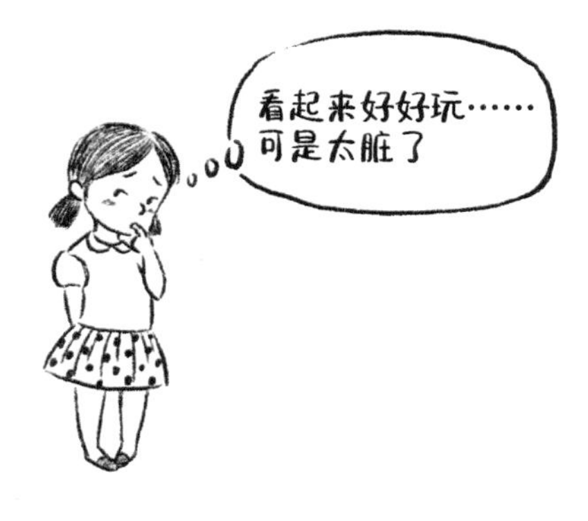

那么，洁癖者是真的厌恶“脏”吗？意识或理智上是厌恶的，但潜意识甚至情感层面就不一定了。也许，他们只不过是通过这种厌恶“脏”的形式，来掩饰自己内心小时候没有被满足的对“脏”的渴望而已。否则，为什么会对“脏”那么关注呢？为什么会时刻在意自己是否沾染了脏东西呢？如果每洗一次手，就代表着把“脏”洗掉了，那也就意味着，洗手是因为你觉得你的手脏了。所以洗手的行为同时满足了两个需要，一个是无意识层面的“对脏的需要”，另一个是意识层面的“把‘脏’洗掉就干净了”的需要。

除了物理意义上的“脏”，我们的文化还会把很多现象与“脏”联系起来，尤其是性。在过去，性常常被认为是肮脏的，是见不得人的。如果一个人从小成长在这种偏见中，就会无意识地受到深刻的影响。到了一定年龄，因对性的渴望与回避而产生的冲突无法调和时，就会通过象征性的行为来缓解，典型的动作就是反复洗手。所以，部分求助者反复洗手的行为，往往洗的不是手上的“脏”，而是道德上的“脏”；洗的不是现实的“脏”，而是内心的“脏感”。

通过前面对洁癖类强迫的介绍，我们知道，洁癖往往分为两种：第一种，是怕现实的“脏”，如怕细菌、病毒等。第二种，是怕象征意义上的“脏”。比如，一想到与性有关的念头或想到不吉利的东西，就会反复清洗自己，直到完全放心为止。下面通过案例介绍针对这两类问题的疏导治疗过程。

案例一——怕现实的“脏”

求助者，女，42 岁。

这位求助者是怕现实的“脏”。她是机关公务员，还是个干部，常下基层工作。她找我疏导时，洁癖已经有三四年了，对她的生活造成了极大的困扰。如果她第二天要外出工作，那她从前一天晚上开始就不敢喝水，到了工作单位也不敢喝水，只因为怕上外面的厕所。她只敢去自己家的和单位的某一个卫生间，其他的卫生间一律不敢去。有一次，有个患过乙肝的亲戚到她家去，她非常恐惧。待亲戚走后，她就把亲戚坐过的地方全部擦洗了一遍，衣服碰过的墙也用粉笔画圈做标记，提醒自己绝对不能碰这些地方，怕被传染上乙肝。她到南京来咨询时，带了好几套旧衣服，因为她怕宾馆的被子和床单不干净，所以就穿着旧衣服睡觉，两天扔一套。她对各种病毒、细菌都特别害怕，不到万不得已绝对不去医院。当然，她每天也会反复洗手很多次。

接受几次疏导治疗后，我们建立了比较信任的关系。后来我提议，可以陪着她到医院去锻炼一次，她勇敢地答应了。我们到了她最害怕的抽血窗口，她很紧张，我们就先在旁边的椅子上坐了一会儿，让她适应一下。等她逐渐平静下来以后，我说我要摸摸椅子扶手。她很怕手碰到椅子，因为都是病人坐过的，而且被很多人的手碰过。我先摸了摸椅子扶手，然后摸摸自己的头发，我问她：“要不像我一样，挑战一下自己？或者我用手摸摸你的头发怎么样？”尽管她非常害怕，但还是答应了。适应了几分钟之后，我进一步增加了挑战难度。我拿了一张废弃的表单，摸过那张表单后，又拿表单蹭了自己的头发，然后建议她像我一样，做同样的动作进行挑战。

虽然心里非常恐惧，但她还是很勇敢地做了。挑战成功后，我们就离开了医院。离开时，她非常紧张，跟我说话都是心不在焉的，但还是坚持和我聊了半个小时。半个小时后，她的紧张感减轻了不少。这次挑战之后的第二天，她就回家了。半年之后，我接待了另一位洁癖求助者，和她很相似，我就和她联系，看她愿不愿意提供帮助，她欣然同意了。我问了她最近的情况，她说上次疏导治疗结束后，过了半个月就好了，对这些几乎不在意了，后来虽然偶尔还有小的反复，但很快就能克服。三年前，她又和我联系，说自己五六年来一直很好。

她的成功，源于她将疏导治疗理论与实践的有机结合，能做到知道一点儿做一点儿，且通过实践将理论内化为自己的东西，所以能很快走出强迫症的困扰。她在后来的反馈中说，疏导治疗的“小痞子”和“神经系统的大路和小路”理论，让她受益最多。**知道一点儿做一点儿，终能成功；什么都知道，什么都不做，等于零。**

案例二——怕象征性的“脏”

求助者，女，35 岁。

小时候，爸爸比较宠她，而妈妈比较严厉，经常会打她和她哥哥。七八岁的时候，正处在青春期的哥哥把手伸到她内裤里猥亵了她，此后她就很自卑，很在意别人的脸色。她十四五岁时开始为自己的长相感到自卑。在 28 岁时，她听朋友说了一个手淫后将精液到处涂抹的精神病人的事情，就出现了反复洗手、反复冲洗马桶的强迫症状。之后症状泛化，只要是认识的人接触过的东西，无论男女，碰过以后她都要尽可能地反复清洗。例如，男同事帮她家里装水龙头，装完她就反复冲洗水龙头，甚至水龙头旁边的螺丝也要拧下来反复冲洗。这位男同事坐过的椅子、汽车等，都尽量回避。回避不了就反复洗手、洗澡。她不敢和熟悉的人一起游泳，他们去过的卫生间，她也坚决不去。后来，她不敢在外面上卫生间，怕有认识的人去过。但若卫生间是在较为偏僻的地方就没问题，脏一点也没关系。六七年来，她的洁癖日益严重，但她不敢告诉丈夫，只能一个人偷偷地到处寻医问药，可惜一直没有效果。

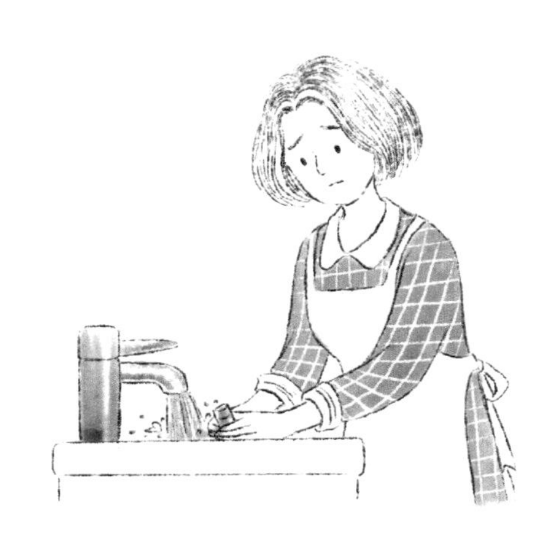

看得出，这位求助者小时候有过性方面的心理阴影，再加上她受过比较传统、严厉的家庭教育，导致她形成了对性过于敏感的性格。但在疏导治疗中，我们不过多地纠结于树根和土壤的关系，也就是过头性格是如何形成的，而是直接针对树干——“怕”，进行实践。

实践分为两种方式：第一，我陪她进行锻炼；第二，她闺蜜陪她进行锻炼。她特别怕厕所的水沾到自己脚上。在几次疏导后，她的闺蜜陪她一起到厕所做了这个挑战。一两次挑战后，她的“怕”就减少了很多。之后是她的闺蜜陪她进行锻炼。原来她怕很多地方，但越怕的地方，她的闺蜜就越带她去。她每次要洗的时候，闺蜜就鼓励她“忍一忍，尽量坚持住不洗”。不久之后，她的症状也减轻了很多。半年之后，症状有所反复，再次过来疏导，通过再次的陪同锻炼，症状再次减轻。目前，她的症状接近痊愈，对日常生活基本不构成干扰。

案例三——失败的个案

求助者，女，44 岁。

这是一个因逃避而失败的案例。求助者怕“脏”很多年，最怕走路踩到动物粪便，尤其是狗屎。所以她走路非常小心谨慎，尽可能不走人行道。如果迫不得已走人行道，就会反复回头检查，看自己走过的地方有没有狗屎。回家后，不但要把衣服全部换掉，而且要反复清洗。去卫生间时，特别怕头发碰到卫生间的门，尽管很注意了，但出来后还是怕万一碰到。一旦怀疑，就要马上洗头发。多的时候，一天要洗三四遍头发。

她找我咨询，在几次疏导后，道理她都知道了。我就建议，由我陪着她进行实践。怎么实践呢？正常走人行道，遇到狗屎之后不躲开，从上面跨过去。但她非常恐惧，不敢实践。无论我怎么鼓励，她都没有挑战的勇气，我也只好尊重她的选择。疏导疗法强调实践，而她一味选择逃避，所以疏导治疗对她是无效的。

* * *

从上面几个案例以及其他我疏导过的洁癖类案例来看，洁癖类强迫的治疗难度较大，而难点就在于患者的逃避心理。在相对短程的疏导治疗中，如果没有进行实践和挑战，想解决这个症状确实是很困难的。但如果勇于实践，症状解决起来还是比较快的。

多数求助者非常有勇气，虽然战战兢兢，但有咨询师的陪同实践，基本能战胜逃避心理。**在没有自信的时候，勇气是战胜“怕”**

最好的利器。积累自信心并勇于挑战的患者，多数能成功。从潜意识的角度理解，在良好和安全的咨询关系中，求助者能够“租借”咨询师的一部分自我，壮大自己的自我。当他自己的自我有力量时，就能够有效地协调本我和超我的关系，从而减少超我带来的压力，更能照顾本我的需要。当允许自己活得“本我”一些时，允许自己“脏”一点，甚至“污”一点的时候，他就能够随便一点、自在一点，症状就会减轻一点。

当然，有咨询师的陪同，求助者挑战时会更有勇气一些。但如果没有咨询师陪同怎么办？你可以找自己信赖的人陪着自己锻炼。当然，也可以自己锻炼。再难也是短痛，短痛换长痛，还是很值得的，不是吗？即使挑战失败，也没关系。只要你有勇气，失败只是暂时的。**因挑战而带来暂时的失败，比逃避换来的轻松，要有价值得多。**

前文中提到，从挑战的难易程度看，实践锻炼有两种方式，一种是直接挑战自己最怕的东西，也就是“怕”的主线。另一种是循序渐进，先从“怕”的支线开始，挑战自己稍微有点怕的，然后到比较怕的，直到最后挑战最怕的东西。如果有咨询师的陪同，大家可以直接挑战自己最怕的东西。但若没有，就建议大家循序渐进。可以把自己怕的东西或场合列一个表格，制订挑战计划，从易到难，逐级实践。当然，如果有家人或好朋友的陪同实践，效果会更好一些。

另外，在“砍树干”也就是通过实践克服“怕”的过程中，大家如果就自己的过头性格和症状的关系进行深入地认识和剖析，也是很有意义的。克服完美主义，矫正儿童式的思维和行为，不过于压抑自己，照顾本我的需要，不但有利于缓解症状，而且有利于改造性格。

如果你实在没有勇气和力量去实践，那我建议你去接受精神分析的治疗。通过长期的精神分析，咨询师会帮助你处理压抑在潜意识里的冲突。等到潜意识里的冲突慢慢解决了，外在的症状慢慢才能得到缓解。不过这类治疗的时间和金钱成本会较高。

02 检查类强迫：如何摆脱“万一”的奴役

前面介绍过，检查类强迫以“怕万一”为核心症状，具体表现为反复检查、强迫回忆、强迫性穷思竭虑、强迫性询问、过度囤积等。检查类强迫和洁癖类强迫很像，都是一遇到“怕”就投降，也就是以误区二为主。所以，两者的自我疏导方式可以相互借鉴。

检查类强迫症患者大多小心谨慎、过于注重细节，这和患者父母过于严谨认真的性格有很大关系。如果父母中的一方过于谨慎小心，就会通过言传身教使孩子受到影响。孩子为了保证安全、不被惩罚，就会迎合认同父母。这里的惩罚不一定是打骂，有时父母的一个眼神或表情就足以让孩子心惊胆战。所以，求助者总怕犯错，总怕会被惩罚。如果让求助者仔细想想，所怕的后果是否真有想象得那么严重？理智会告诉他“不至于”，但情感则会说“很严重”。**内在父母声色俱厉，内在小孩就会战战兢兢**。一遇到不确定的情况，内在小孩的“报警模式”就会马上启动。在一个人很无助、完全决定不了外界的时候，就只能通过控制自己来求得心安，于是，反复检查、反复确认等强迫行为就出现了。

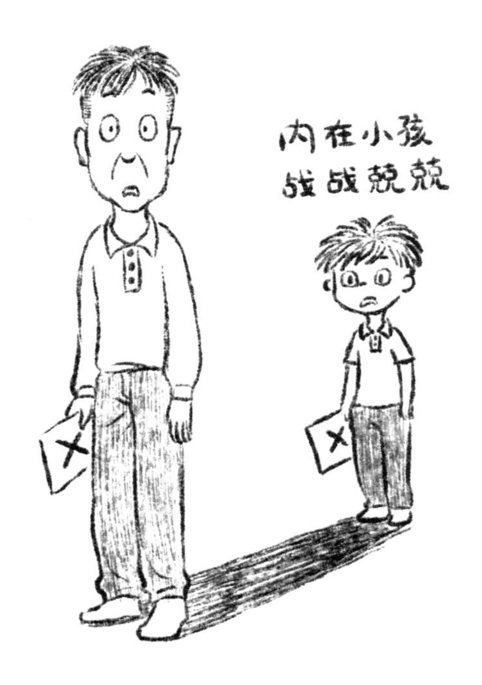

下面，我将分享检查类强迫的案例。

案例一——强迫回忆

求助者，男，45 岁。

这是一个反复回忆的个案。从十七八岁开始，求助者就有反复确认的症状。最早的时候，他在一个小店当售货员。如果他卖了两样分别为 3 元和 5 元的东西，就一定要在本子上记下“3+5=8”的算式，而不敢直接写 8 元，怕弄错。反复回忆的症状是，只要一想到“今天做了什么事”，就要把从早上醒来到现在为止做的所有事情回忆一遍。比如，醒来、起床、穿衣服、刷牙、洗脸、上厕所、吃早饭等，必须要在脑海里全部捋一遍，捋不清楚的话，其他什么事情都做不了。他还有反复检查的症状，一旦离开某个地方，一定要反复检查。比如，在疏导班时，他即使暂时离开房间到会场来，也要把房间里的各个地方检查清楚，包括天花板及四个角落。如果退房离开，那就更要下大工夫了。离开电梯，也要反复看。捋和看耗费了他大量的时间。他还有一个问题是逃避，有个人欠了他不少钱，到期却不还，他也不敢要。因为他怕去要的话，中间有很多程序要反复捋，而且怕要钱的时候和对方闹出不愉快，万一引爆自己的强迫症状就更糟糕了！所以，这件事就这样拖了很多年，他从来不敢跟这个人要钱，甚至连电话也不敢打。

他学习了疏导疗法后，慢慢实践了半年多，症状好了很多。他对我说："真正想不管它，确实很难。尤其是遇到事情或者压力大的时候，'怕'让我难以自拔。这时候自己就会想一想对付'小痞子'的方法，如何随大流，内心的恐惧感便能够有所缓解。"他认为，在自己快要掉入"坑底"的时候，通过少想多做、"四不"策略这些方法，及时把自己拉出来很重要。否则掉到"坑底"，再想出来，就更困难了，他觉得"小痞子"的比喻对他有非常大的启发。

他还说："在我恐惧的时候，会回忆起在疏导班时和你一起乘电梯的场景，也能带给我很大的勇气和力量。"那次是我们俩一起坐电梯的实践，他当时想回头检查，我说："不要回头，坚决走。"他当时就很勇敢地没有回头，也很轻松地就走出来了。

四年多来，虽有反复，但他的状态总体上是比较好的。这两年，他还参加了一些当地的心理互助小组，通过分享和交流，感觉越来越轻松了。

案例二——强迫性穷思竭虑

求助者，男，44 岁。

这个案例其实前面也提到过，但并未展开讲，现在进行详细地介绍。

这位求助者前来南京求治时，患强迫症已经二十年了，他先后在北京、上海、湖南治疗过，但是越治越严重。他的主要症状是：第一，怕签名，害怕自己会写出不当言论。但他又是部门领导，有些文件必须要他签字，所以非常痛苦；第二，不敢去卫生间，总怕小便会弄到眼睛里。去过卫生间后要反复洗手洗脸，一洗就是几个小时，极其痛苦。在洗手洗脸时，嘴里还会一直念叨“自来水，自来水”，企图排除脑子里尿的观念。

他的领导通过各种渠道帮他联系到南京治疗，结果，还没等到他领导告诉他这个事情，他就吃安眠药自杀。幸好那段时间他妻子对他的状况比较警惕，及时发现，这才送到医院抢救了过来。但醒来以后，他的第一句话是：“你们医生太不人道了，你们为什么要抢救我？还要让我受苦！应该让我到那安乐的世界去……”看得出来，强迫症真的把他折磨到了一心求死的地步。

后来，他来南京参加了鲁教授的集体疏导班，在治疗过程中，鲁教授还专门针对他怕尿的心理进行了矫枉过正的锻炼。后来，他自己也认识到问题所在，他说：“我并没有取得根本性的突破，症状还没有全好。一方面是我有很多逃避行为；另一方面是我的主观努力不够，过分依赖鲁教授。任何问题都要问鲁教授，鲁教授说了，就信；鲁教授没有说的，就很疑惑，然后找机会反复询问，甚至连细枝末节也不放过。我觉得这样是不行的。为什么呢？第一，鲁教授太忙，不可能把精力放在我一个人身上；第二，我不能一辈子跟在鲁教授身边；第三，只有自己认识了、克服了、战胜了病症，才是最牢固的；第四，只有自己积极主动向病态进攻，收效才会更快。**从现在开始，无论写字、洗手、洗脸我都时时积极主动和‘怕’做斗争，不让任何病症在我面前张牙舞爪，而是让它们在我面前投降。”**

有了这样的认识后，他主动加强了实践和挑战的力度，疏导班结束的时候，他的症状已经大为好转。之后，他顺道从南京到上海的岳父家去散散心。由于岳父家的卫生间与厨房靠得很近，导致他的病情剧烈反复。他怕小便通过墙体渗透到厨房里。住了一晚上，他就要坚决离开。回到北京以后，他一天给鲁教授写一封信，让鲁教授答复。他知道鲁教授很忙，为了方便，就像试卷一样，他把问题出好，备选答案写好，让鲁教授打“√”就行。例如，“尿素是不是尿做的？”请鲁教授勾“是”或“否”，答好了，签个字再寄回去。结果过了几天，鲁教授一天之内就接到了五封信。但后来还没等鲁教授回信，他就打电话说：“你不要寄了，我好了。”从这里就可以看出，他的问题就是逃避现实——他知不知道尿素不是尿做的？当然知道。他为此还查过很多书，相关知识了解很多，他比谁都清楚，但他还是不放心，需要权威确认。

经过这次剧烈反复，尽管濒临绝境，但他仍旧挺过来了。每战胜一次反复就是一次提高。通过之后的实践与认识，他逐步摆脱了强迫症的困扰。

因为他死里逃生，算是“过来人”了。所以，他痊愈后，就潜心钻研疏导疗法，用疏导疗法的理论结合自己的实践，帮助各地患者，取得了很好的效果。

* * *

从上面的案例可以看出，检查类强迫是以强迫行为为主的，对于此类强迫症，就要利用强迫行为“看得见、摸得着”“相对容易操作”的特点，主动出击，越怕越去挑战，通过行为的挑战，更快地克服“怕”。力争做到：不问、不检查、不钻牛角尖、不反复回忆。像这类症状，如果不逃避，疗效来得会比较快。**顶得住，拼几次，不投降，症状就会快速得到缓解。**但话又说回来，由于性格是从小形成的动力定型，具有极强的稳定性。就像求助者说的那样，“怕”一来，难以抗拒。所以，**如何在反复中前进，耐得住短痛，战得胜反复，是这类强迫症最大的难题。**

虽然本节举的都是一些短期内有比较好的效果甚至痊愈的例子，但从客观上来说，即使有了好的向导或者正确的理念，很多强迫症患者的进步也还是比较慢的，多数人是在艰难中前行。这除了跟执行力有关外，还跟性格的稳定性有关。哪怕是过头的性格，也是很稳定的。能狠下心来，就能比较快地好起来，如果暂时狠不下心来，那就全力地投入生活，在生活中慢慢减少逃避，也是能慢慢走出来的。

哪些强迫症可参照这类强迫症呢？洁癖类、仪式类强迫症。

03 仪式类强迫：如何打破内心的“仪式感”

现实生活中，人们多多少少会有这样的心理倾向，如喜欢吉祥号码，觉得它们能给自己带来好运，不喜欢某些数字，如4、13，觉得它们不吉利。仪式类强迫症患者与之类似，只是程度甚之又甚，他们会认为某些数字或者某些事情的“不吉利”会给自己或亲人带来很可怕的后果。所以就会通过回避或者某些仪式类的动作来消除这种不吉利，倘若不这样做，他们就会跌入恐惧的深渊。

仪式类强迫大多涉及所谓的“不吉利”“报应”，有的人会把这些不吉利和死人联系起来，表现为死人恐惧，随后就会出现各种强迫性仪式动作或逃避行为。比如，前面提出“三自一转移”的那位男士，就是强迫性仪式动作的代表。

另外，还有少部分仪式类强迫和性有关。当事人在出现性念头时，就会做一些仪式性的行为，如通过洗手来“洗刷内心的罪恶”，或者做十个俯卧撑来惩罚自己。

我遇到过几个求助者，在症状出现前，过去的性经历并没有对他们构成太大困扰，但当症状出现后，他们就会一直为自己过去在性方面犯下的“错误”而自责，觉得自己犯下了滔天大罪。其实，他们过去并没有做错什么大不了的事情，但对他们来说，就是过不去的火焰山。于是，他们通过各种方式弥补错误。比如，反复向别人承认错误、拼命压制自己的性念头，一旦出现性念头，就马上去洗手等。

还有一种强迫仪式是怕自己犯了错误，给自己或亲人带来某种噩运。比如，觉得联想到单数，代表父亲不吉利；想到双数，代表母亲不吉利。或者自己的某个动作没做好，就会给自己或家人带来噩运。还有些人在做事情之前，一定要把脑子里负面的东西清空，保持脑子“干净”，什么也不想，或者必须想一些好的念头，把负面的东西覆盖掉，否则就会觉得后面接触的东西都会被肮脏或错误污染，甚至会有可怕的后果发生。所以，他们做任何事情前，都要消耗大量的时间去进行头脑中的清洁仪式，找到最好的状态，才能开始。

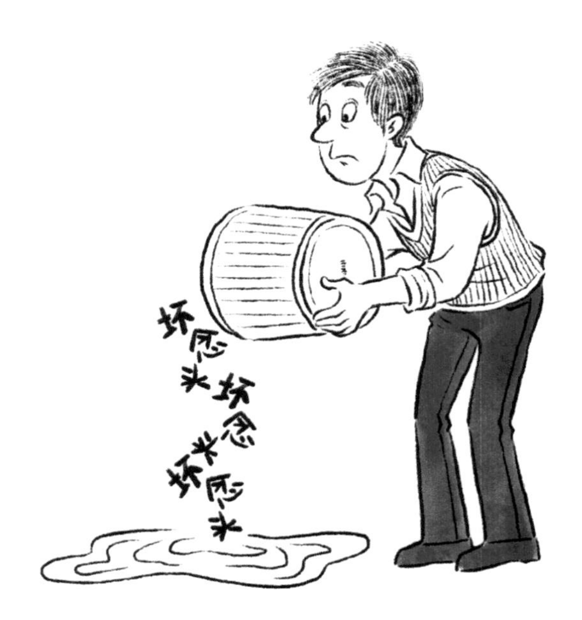

有些人为了避免这种痛苦，宁愿天天在家躺着，什么事也不做，以一种情感隔离的方式，抑郁、麻木地活着。他们觉得，与其忍受强迫的痛苦，不如抑郁。抑郁了，反而没那么痛苦了。

此外，有些人还会做出一些莫名其妙的动作，如推开、回击等，抵御想象中的敌人甚至魔鬼的攻击。他很清楚地知道自己在做什么，在别人面前尚能控制，但独自一人时，就会控制不住地做这些动作，一直做到放心为止。

有些强迫检查、洗手的人，还会设定检查或洗手的次数，如十次、一百次，或者三次及三次的倍数，这些次数也带有一定的仪式性。

前文所提的这些仪式类强迫，虽然很多时候强迫症患者自己都觉得滑稽，但怕到临头仍难以抵挡。其唯一目的在于，通过强迫仪式减少想象中的惩罚，以此来缓解内心的不安。

仪式类强迫症患者所体验到的恐惧感往往超过其他类强迫症患者。因为仪式类强迫症患者所恐惧的后果往往是非现实的，不但看不见摸不着，而且那种惩罚性的力量或角色威力巨大，无处不在，如影随形，如觉得自己一旦怎样就会被“天打雷劈”，这种念头带来的恐惧和无助是极为强烈的。

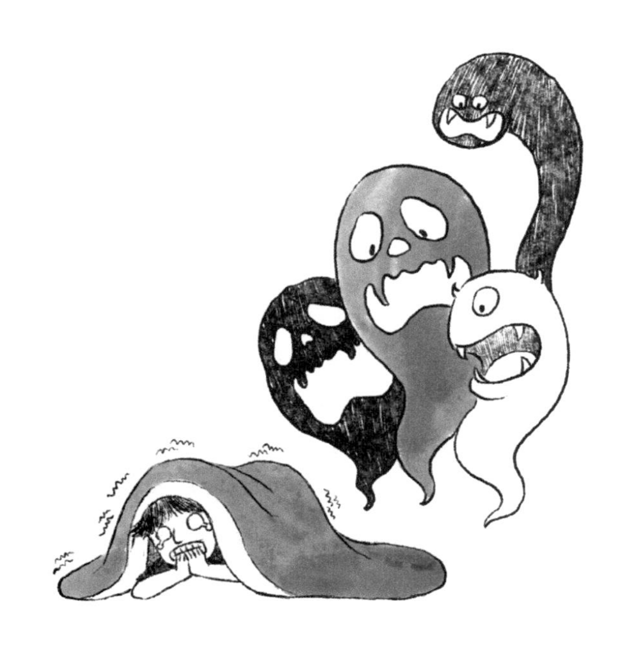

仪式类强迫症患者的性格往往过于严谨、善良。这种过头性格的形成与父母过于严谨或迷信有关。有的父母会把孩子的某个行为和某个毫不相干的可怕后果联系起来。比如对孩子说："你再啃手指，我出门就会出车祸。"当孩子还小的时候，这些经历似乎不会对他造成多大影响，但影响都在潜意识中储存着，等到青春期或成人时的某一天，当求助者自己犯了错误或者突然回忆起以往的错误时，潜在的影响就会被激活，陷入仪式类强迫中。

接下来将介绍几个仪式类强迫的案例，有类似困扰的朋友可以了解一下当事人是如何摆脱强迫仪式的，从中受到启发，从而更清楚自己该怎么做。

案例一——死人恐惧

求助者，女，52 岁。

主要症状：通过洗手洗澡、念佛经等强迫性仪式动作缓解恐惧。

病情自述：

患病前，我虽然比较胆小，但是做事认真，人缘一直很好，给大家的感觉一直是比较开朗和热情的。所以，当我出现强迫症时，朋友们都不相信。

我的强迫症是从 2012 年 6 月开始的。当时听到一个消息说："有个人因为生活不检点而染上了艾滋病，最近离世了。"我听到后有点震惊，因为这个人我很熟悉，我有个朋友还和他关系比较暧昧。这件事情一下子就触发了我的敏感点，于是我开始回避这位朋友触碰过的东西，嫌脏。对那些生活作风不检点的人也开始厌恶，讨厌看见他们，也不敢触碰他们用过的东西。后来，我开始反复洗手，每次洗手时间都很长，最严重时一块肥皂只能用两天，指甲里全是肥皂，手上皮肤也起泡。我知道自己有点过分了，但控制不了，不洗不舒服。

2013 年 3 月，有几个我认识的人相继离世，年龄都不大，这进一步加深了我对死亡的恐惧。随着内心的恐慌加深，我的强迫行为加剧了，从反复洗手上升到反复洗澡，有时一天洗头洗澡四次。更严重的是，这年冬天，有一次家里天然气停了，我居然用冷水洗了澡，才敢睡到床上。另外，我不能见到谁头上戴白花，也不能听到哀乐声，不能听到和看到所有悲伤的消息。

有一次，我到一个好朋友家吃饭，他家有人头上戴着白花，我内心瞬间恐惧到了极点。我如坐针毡，饭也没吃完就匆匆回家了。回家后，不但自己的内外衣服、包要洗一遍，连手机、钱包以及家人带去的所有东西都要擦洗。

那时，我的症状很严重，既不能乘公交车，也不能看到白花，连新闻也不敢看，就怕看到讣告之类的信息，连家人看这些我都不能接受。家里人只好和我一起，不看报纸、电视，不听新闻。我也不敢外出聚会，怕听到悲伤的消息。那阵子，我唯一感兴趣的就是不停地洗手、洗头、洗澡、搞卫生，因此暴瘦了 30 斤。自己心急如焚，明明知道不对，但就是无法控制，也曾试过看书、找咨询师这些办法，但效果不好，束手无策。

随着病情加重，单位领导照顾我，把我调离原来的岗位，让我协助领导编资料。没想到，在编资料的过程中，总是要接触离世者的姓名和消息，这对我依然是一种深深的折磨。到了 2014 年 12 月，我的病情越来越严重，开始对家里人接触白事也过敏了，生活严重受影响。虽然坚持上班，但感觉有点快撑不下去了，想请假回家。经人介绍，知道了黄老师。

2015 年 2 月 3 日，老公陪着我一起找到了黄老师。

在经历了近三年的痛苦之后，她找到我做疏导治疗。经过几次咨询，我们之间建立了非常信任的关系。后来，我和她商量一起挑战一下“怕”的主线，也就是挑战自己最怕的事情。怎么挑战呢？我和她商量：“我们一起去 ×× 医院的太平间，我在前面，你跟着我。到太平间后，所有动作都是我先做，你再跟着我做。敢不敢做，能做到什么程度，到时候看你的勇气，以你自己能够承受为限。在这过程中，怕是肯定的，但是再怕也要鼓励自己坚持一下。试一试怎么样？”她有些忐忑，但还是勇敢地答应了。到了太平间后，先站了一会儿，然后我带着她先后坐了太平间的椅子，拿太平间的笔写了字，后来还把手机拿出来放在桌子上，还和管太平间的大叔聊了半个小时。在太平间待了近一个小时后，我们才离开。后来，她还在家人的陪同下去了殡仪馆锻炼，而且慢慢地开始乘公交，看到头上戴白花的人，也不再害怕交流。下面是她对当时疏导和实践情况的回忆。

说真的，第一次见面我就觉得这次有希望了，两小时面对面的咨询，我获得了前所未有的效果，我和家人都因此充满了期待、希望和信心。我对家人说，我一定会尽力配合黄老师，争取早日恢复健康。一周之后，进行第二次咨询。又过了三周，进行第三次咨询。后两次咨询，每次都是先聊一个小时，第二个小时，黄老师陪我去 ×× 医院太平间进行实践锻炼。第一次去之前，我非常紧张，因为我是个连白花都怕的人，居然让我去太平间。但因为有黄老师的陪同，真正去的时候，好像没有想象得那么害怕。黄老师的陪同和示范，给了我很大的勇气和信心。每个动作，都是黄老师先做，我再跟着做。我先后坐了太平间的椅子，拿笔写了字，还把手机放在那个桌子上。后来黄老师鼓励我尽量减少洗手、洗澡的次数，我做到了，洗手不超过 15 秒，同时也停止了用药。

另外，黄老师一直鼓励我要坚持实践。我看了黄老师的书和集体疏导的视频，努力实践。从一开始黄老师带着我到医院太平间锻炼，到后来在家人的陪同下去殡仪馆锻炼，我觉得自己一次比一次好。我开始乘公交车，看到头上戴白花的人，也不再害怕和她们交流。在黄老师的帮助和鼓励下，通过一次又一次的努力实践，我从少敏感到不敏感到逐步恢复正常。

现在，亲朋好友家中有人离世，我也能像生病前一样，参加葬礼和送别宴，都没有什么异样的感觉了。到 2016 年 7 月，我的情况已经基本恢复如初。这几年，我已经完全康复，朋友都说我比得强迫症之前的状态还要好。

回首四年前，那时受伤太深，症状似乎历历在目。所以，黄老师让我写一下自己的情况，我欣然答应，一气呵成，写了上面的材料，也算对我这几年从病到愈进行的一个回顾和总结，我也希望我的病案及治疗过程能帮助到更多强迫症的朋友。

回头看她的求治经历，她能够快速进步，起关键作用的是她极强的执行力。只要面对“怕”不逃避，“怕”就会迅速逃离。只有坚决顶住不做病态行为，一次次地挑战和实践，才能逐渐打破“怕”的束缚。

案例二——报应恐惧

求助者，男，19 岁。

这位求助者从初一起，脑中就会有一些“奇怪的联系”，如脑海里冒出游戏中不好的画面，或想到倒霉的事，如杀人、色情、暴力、血腥等，就会与自己在乎的人如父母或自己认为重要的事情联系起来，且这种不好的感觉会留存下来，非常恐惧。为了心安，就需要想一个好的画面把不好的覆盖掉才行。做的每一个动作，如进门、坐下来、上床、躺下来等，脑海里必须“人要对、图像要对、名字要对、声音要对”地过一遍，只有都对上了，才能放下。要不然，就感觉霉运留下来了。如果受到某些因素的干扰，就要反复想和做动作，直到对上为止。除跟人联系起来外，还会和自己喜欢的游戏中的角色相联系，如打开游戏进入界面时，只要想到不好的画面，就要退出重新进入。手机开机，在启动的一瞬间，一旦有不好的念头冒出，手机就不敢用了，要再换新的，因此两个月换了三四部手机。玩手机时，如果不小心看到一个与鬼怪等有关的图片，就会怀疑自己是不是点击或下载了，进而寝食难安，要反复确认。

因为他的症状又多又重，无法适应大学生活，便只能休学在家，后来接受了疏导治疗。在疏导过程中，他主要进行了两个方面的实践：第一，挑战“怕”的实践。因为他的恐惧感非常严重，所以逃避心理也较重，通过商讨，我们最终决定采用循序渐进式的实践方式。咨询中，以接纳、理解他的症状为主，在理解的基础上，让他表达愤怒、恐惧等负面情绪，同时挑战一些他可以承受的事情，如浏览恐怖图片、减少反复想象或确认等；第二，鼓励他走出去，找份工作，转移注意力，而不是天天躺在家里，过黑白颠倒的日子。开始的时候，他很害怕出去工作会引起强迫症状的大爆发。后来，他还是勇敢地迈出了这一步，在一个辅导班给中小学生辅导功课。经过一年多的咨询，他的症状得到了较大的缓解，并于第二年顺利复学。目前，他已经参加工作，情绪状态总体平稳，偶尔有小的波动，但对生活影响不大。

案例三——失败个案

求助者，男，33 岁。

前文提到过，强迫性仪式动作患者的恐惧感非常强烈，所以，逃避起来也会非常严重。这类障碍的治疗难度相对较大。而逃避是治疗的大敌，谁逃避，谁失败。下面是一个因为逃避而无法取得疗效的例子，为大家提供借鉴。

这位求助者也是因为担心不吉利，纠结了很多年。事情源于一次偶然，他感觉家里新买的电动车不吉利，于是把电动车贱卖了。按常理来说，卖了就不接触了，此事也就结束了。但后来他突然发现电动车卖了，但那辆电动车的充电器却没有卖，就觉得那个充电器不吉利。因此，那个充电器他连碰都不敢碰，更不敢用它充电，担心把不吉利传染到新电瓶、新车子上，甚至一旦不小心看到充电器，就会在心里默念“大吉大利，大吉大利。”后来，他参加疏导班时，我问他：“现在还有没有怕的东西呢？”他说没有了。我说：“真的吗？没有了，你还来干吗呢？”他说：“家里还有一个充电器，有点害怕。”因为他对各种心理疗法了解很多，对疏导疗法也熟悉，我就告诉他：“光喊口号没有用，一定要实践、挑战，要不然你是白来一趟。赶紧让你家人把充电器快递过来，这样大家可以一起陪你锻炼。”他信心满满地说：“不用了，黄老师，经过这次系统疏导，回去以后，我肯定敢接触了，不怕了。”但我感觉他在逃避。所以我说：“不行，我不放心，是骡子是马，拉出来遛遛。你得让家人把那个充电器寄过来，锻炼一下。”后来几天，我一直鼓励他，但他一直找理由逃避。

他回去之后，跟我一直还有联系，但是我觉得他对充电器的恐惧还是没有解决。道理他都知道，但就是不敢尝试。如果只是一个充电器的问题，很容易解决，扔了就行了。但其实充电器只是他内心冲突的一个“外显物”“象征物”，或者说是心理问题的“附着物”“投注点”。有树根在，摘下一片树叶，就一定会有新树叶长出来。把充电器扔了，他一定会担心、纠结其他东西。所以，一定要通过这种“象征物”来锻炼、挑战，体验这个由“特别怕”到“不太怕”的过程，也就是要翻过横亘在自己面前的这座高山，而不是绕开走。否则，下次遇到高山，还是过不去。**一定要有这个体验，实践中的体验是进步的基础。你不翻山，而是绕开了山，也许能舒服几个月，但是一定会有一座新的大山再次挡在面前。**

数年过去了，他和我还偶有联系，看得出来，他的强迫症状并没有太大的好转。

* * *

这类和死人、鬼神、超自然力量等有关的强迫性仪式动作很常见。陪同求助者进行实践锻炼，是克服“怕”的好方式。比如，陪同求助者做他所怕的行为，如写出他所怕的后果，浏览所怕的图片甚至将其设为手机壁纸，陪同他到寺庙、太平间和殡仪馆挑战等。在疏导班时，大家一起去太平间，人多胆子大，锻炼效果非常好。咨询师的示范作用，也能极大地提高求助者的信心和勇气。但是，部分求助者逃避严重，怎么办？那只能建议他们做长期咨询了。通过长期咨询，探讨和处理其内心深处的冲突，逐步缓解症状。

总之，对于这类症状，取得疗效的关键是坚持挑战，绝不逃避。除找自己信任的人陪同自己去专门挑战外，更重要的是不逃避日常生活，该做什么做什么，这是一种最基本的实践。我们都明白，只要不逃避，总会有领悟、有成长——就像在黑暗里摸索，只要你不放弃，总会有看到光明的那一天。

04 注意力类强迫：如何找回久违的“自然”

这类强迫症患者的主要表现是怕自己的注意力被干扰或分散，如怕自己关注余光，关注噪声，关注某些念头、画面或者感觉，关注睡眠导致失眠；怕自己的情绪被干扰，导致自己无法正常喜怒哀乐；甚至是怕关注注意力本身等。

这类强迫症患者的共同特点，就是对自己的注意力集中度或自我表现要求过高，希望自己的注意力完全集中，或者表现完全自然得体，不能有任何干扰或者杂念。否则就会感觉糟糕至极。有些人还很怕自己一辈子都会这样下去，越想越害怕，反而卷入了排斥与反排斥的旋涡之中。

刚开始，只是对干扰自己注意力的相关因素很排斥，总希望自己不要关注这些因素。后来，摆脱不了这种关注，就会对自己的关注也很排斥。结果，陷入越排斥越关注的不良循环，具体则表现为：越怕注意力不集中，注意力越不集中；越怕关注，越关注；越想自然，越不自然。

这类强迫症的形成，往往也是和家长过于严谨的性格有关，孩子总怕自己表现不好会被惩罚。从潜意识的角度看，所谓的杂念，也许是自己内心性欲望或攻击欲望的象征化表达。因外部条件过于苛刻，所以孩子总怕内心的本能欲望被发现而遭受惩罚。所以，要让自己表现得没有杂念，显得自己是一个心无旁骛的人，或者是一个正人君子。其实，**这种只能接受自己的好，而不能面对自己的坏，**

本身就是违反人性和自然的。最终往往越想掩饰，越掩饰不住。

接下来我介绍几个相关的案例，供大家参考。因为失眠强迫有一定的特殊性，所以我讲得相对详细一些，供大家借鉴。

案例一——余光强迫

求助者，男，27 岁。

他从小就比较自卑，大二的时候，有次在课堂上吃早餐，因为感冒流鼻涕，觉得自己的样子很丑，就向周围看了看，但后来不知道为什么，慢慢演变成了总要习惯性地往周围看看。后来，一出门，只要左右两边有认识的人就会感到很紧张，控制不住地瞄。而且每次用余光看了别人之后，心里都会特别过意不去，要难受很久，所以每次都会往边上或角落里坐。结果渐渐地他的症状变得更严重，只要有人在余光范围内，就会害怕，但是越害怕就会越注意。

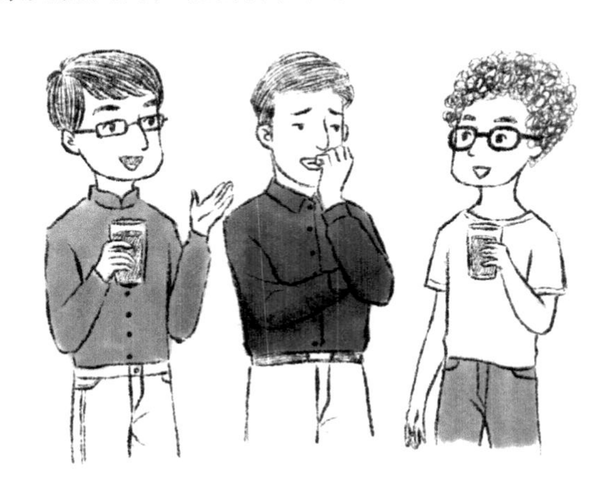

参加工作后，他的工位在墙边，所以感觉好一些。但也正是因为这样，导致他不敢换工作，害怕到新公司万一没有靠墙的位置就糟糕了。最郁闷的是，每次出去吃饭、开会，只要视线范围内有人，他就非常紧张，而且对别人的反应很敏感，总觉得别人能觉察到自己的余光，或者感受到自己的紧张。

最近一年，他了解疏导疗法后，觉得对自己的问题有了一些新的认识。他说："疏导疗法有一点对我很有启发，就是**等我不把它当作问题的时候，它就不是问题了。**"所以，当出现余光的时候，他希望自己能很坦然地不把它当问题，且不去想，但是实践后，却发现自己做不到。所以他觉得很困惑：问题的根源已经找到了，为什么问题就是解决不了呢？

其实，他的问题出在要求尽快、彻底地走出来。他感觉，只要自己知道了道理，就能很快好起来。结果，欲速则不达。他在"视而不见"的第一个关键点就出了问题，前面说过，**我们要学着接纳自己效率不高或表现不好的状态，这是进步的前提**。后来，在疏导班中，通过交流，他找到了自己的问题所在，内心最大的困扰也得到了解决，即他总是觉得周围的人会关注到他的余光，或因为他的余光而受到影响，但其实大家并没有那么在意他，也不会因为他的余光而受到影响，是他自己一直摆脱不了"怕"而已。在疏导班，通过求证，大家集体向他反馈说，都没有关注到他的余光或不自然行为，这让他进一步认识到了自己的怕的虚假空本质。通过一系列的实践，一年多后，他的症状减轻了许多，也换了更好的工作。

案例二——注意力不集中强迫

求助者，男，23 岁。

下面是一位注意力不集中强迫的案例，求助者经过短期的疏导治疗就有了较大的进步，虽然后面又有过几次较大的反复，但都顺利挺了过来，后来不仅顺利地完成大学学业，还考上了研究生。他在摆脱强迫症的过程中，积累了非常丰富的经验，而且善于总结。

他的经验非常值得大家借鉴。下面是他的经验分享。

在我看来，强迫症状就像是树上的叶子，如果一味地摘树叶，你是永远也摘不完的，这就是强迫症的重复怪圈。每个人的症状各有不同，但本质都是一个，那就是怕。我认为有强迫症状的人，都经历过一个最初的怕，这个怕可能是稀松平常的怕，谁都会有的怕。但是，我们没能顺利度过这个正常的怕，反而从某个时刻开始，怕开始蔓延、开始扩散到生活的每一个细节中。不得不说，这是一个性格悲剧。

我的强迫症状主要表现在思维层面，概括而言就是：怕注意力不集中，怕被干扰，尤其怕被一些根本不重要的事或无聊的人干扰。似乎有两个“我”，一个“我”在正常生活，另一个“我”在监控自己有没有被干扰。结果是越监控自己，越无法正常生活；越想摆脱这种思维，反而越陷越深。最严重的时候以至于要记备忘录，记什么呢？把自己从睁眼开始所有的意识流程、思维过程全部记录下来，不然的话就觉得自己有什么重要的事情忘记了，从而产生无限悲观的联想。

我接触疏导疗法至今快四年了，和黄老师也当面咨询过四五次。接触疏导疗法后，我在三个月之内基本排除了干扰，而且其间面对很多重要场合，我都应对自如，即使不能说完全恢复正常，也完全可以自我调节。其后又经历过三四次反复，主要是发生在外部压力过大的时候。不过每次持续的时间并不是很长，因为我自身有着较强的行动力，同时能够在不断实践中加深对自我和理论的认识。现在，我已经基本上接受了自己，行为上做到了自然而然，但是性格上追求完美的倾向需要继续调整，尤其当外部压力过大，自身情绪又比较脆弱时，容易受到一定的冲击，执拗地跳进怕的陷阱。但无论遇到什么情况，我都从来没有放弃过攀爬，没有放弃对自己清醒的认识，没有放弃寻求改变的可能，疏导疗法使我永远保持在路上的姿态。

前面说过，我的症状主要体现在思维层面，但思维必定和行为息息相关，如，当我在思维上翻江倒海自我抗争到难以自拔的时候，开始记备忘录，就是内部冲突的外化，也就是从有强迫思维到有了强迫行为。但天马行空、翻江倒海的思维是不可控的，我们可以控制的是自己的行为。**你的性格决定了你的习惯，同时你的习惯也会成为你的性格。当你坚持正确的行为，一以贯之，这种新的行为习惯也会产生新的思维，塑造你的性格。**我接触疏导疗法，对自身问题有了一定认识以后，不管三七二十一，首先就把备忘录里记录的那些稀奇古怪的思维过程全部删掉了。所以在起步阶段，我想要分享给大家的是：有强迫行为的必须先干掉强迫行为。大家一定要好好珍惜起步阶段，因为这是我们还没有经历过的崭新生活，这时不妨对自己狠一点。只要你心中改变的渴望足够强烈，这是完全可以做到的。

那么，如何应对病态思维？也就是"小痞子"再来的时候应该怎么应对？这个问题其实很简单，"小痞子"跟了我们那么多年，我们应该了解他的脾气秉性吧，他是巴不得你关注他，巴不得你在意他，然后他好得寸进尺。当你采取新的态度，试着不理他时，他当然会疯狂反扑，换着花样吓唬你，你可能会有症状更加严重的感觉，甚至怀疑疏导疗法的有效性。这是正常现象，也是可以理解的，关键是你如何顶住"小痞子"的一波波反扑。道理还是那么简单，在行为上，该干什么干什么，坚持正确的行为，不被他牵着走。同时在思维上，也不要抵抗，来就来吧，随他去，把"小痞子"当成朋友，与他和解。我将它总结为：**思维上允许病态，行动上尽量正常。**

前面说了，起步阶段是崭新的生活，一旦新鲜感不再了，很多问题自然又出现了，这就是反复。根据我的经验，顺利度过反复期首先要知道反复为什么会发生。我们大多数人都是完美主义者，完美主义者总是会给自己找麻烦，说白了就是不能让自己活得太轻松、太快乐，不然就会觉得不安，甚至产生一种罪恶感。以我为例，我在起步阶段真的可以说是勇气可嘉，坚决避免强迫行为，对待强迫思维既不排斥，也不被牵着走，同时也逐渐形成了一套适合自己的行之有效的策略方法。就在尝到了疏导疗法甜头的时候，一丝恐惧再次出现，怕的是什么呢？怕这样好的状态会失去，怕用得很好的策略不管用了，总而言之，过得好了反而患得患失，怕这怕那，勇气渐渐褪去。于是，我又开始调整自己，同时也继续加深对疏导疗法理论的认识，终于对此有所顿悟。

首先，任何策略、任何方法都应该指向行动，也就是说，没有什么万能的稳定的策略和方法，无论你怎么表达，怎么暗示自己，如果没有行动力，一切都没有意义。对于我们这些完美主义者，我敢说，什么好用的方法，在我们觉得它很好用之后不出几天，我们就会把它否定，这就是性格使然啊，因为我们对现状、对自己永远是不满意的。所以，我要分享给大家的是：你可以暂时丢不开策略，依赖策略，但前提是你只将策略当作一种认识，一种领悟，并化为行动的勇气。

其次，正如黄老师所指出的，至少敢于贴标签，才有改变的可能。放在反复这里，也同样适用。行动力很强的朋友也许在起步阶段能走得很远，比如我，可以说基本恢复正常了。但为什么发生反复时反而显得不知所措了呢？就是因为我们忘记了给自己贴标签，忘记了给偶尔闪现的强迫思维扣帽子。为什么不能忘记贴标签、扣帽子呢？因为这对我们自身是一种激励，即正视我们的现状，正确地认识自己，同时正视反复，接受自己。而如果我们仅仅满足于接受反复，没有进一步的行动力，一切都没有意义，因此更为重要的是，要时刻跟自己“算算总账”，并不是要揪着症状不放，而是要化为行动的勇气。

最后，如何才能使我们自己打心眼儿里接受反复呢？说实话，谁也不想经历反复，在起步阶段那种大好状态，如果一直保持下去该多好，但是我要和大家分享的是：只有真心接受反复，才说明你真的和“小痞子”、和强迫思维和解了，才说明你真的接受了自己，接受了不完美，你才真正进步了。换句话说，我们只有在反复中才能得到长足的进步、持续的进步。世上没有一劳永逸的事情，你要时刻有这样的意识：作为人性的一部分，这个强迫思维永远也不可能彻彻底底地消灭。有能力接受它的陪伴，快乐地活着，你将会比别人多一份智慧。

自鲁教授创立疏导疗法以来，在黄老师的接力之下，这一疗法逐渐向着更为人本的方向完善。我所理解的“去标签化”是一份发自内心的接受、允许以及自信，是真正与自己、与不完美（或叫残缺）和解，是真正允许强迫症状发生。它就是我们生命的一部分，是我们真实的存在。

到结束的时候了，我想对大家说：内心要时刻保持对于改变的渴望，在实践的过程中不断认识自己，没有起步的人更要勇敢迈出第一步，发生反复的人坚持一下，再坚持一下。有时我们很多人都会想：如果再早一点接触疏导疗法，再早一点遇到黄老师，现实就不该如此了吧？其实，缘分是一个很奇妙的东西，冥冥之中一切自有定数，也许正是那么多年在黑暗中的摸爬滚打，遇见疏导疗法，才会如此相见恨晚，发生改变才是如此自然而然。

案例三——战胜失眠强迫

失眠强迫，也就是对睡眠本身很关注，特别怕失眠，总以“快点入睡”或“一定要睡好”作为睡觉的目标甚至是生活的重心。

这类失眠通常会经历三部曲：焦虑、看表、算时间。把自己摁在床上，逼自己睡觉，结果是越急越睡不着，越睡不着越急。直到太过疲劳，关注感有所下降，一不留神就睡着了。虽然好不容易睡着了，但会很容易早醒，醒来一算时间，发现睡得太少了，于是又焦虑得睡不着了，这就是我们常说的“入睡困难、早醒、醒后不易入睡”。长期失眠的人，自信心会受到巨大打击，对自己的睡眠能力产生怀疑，甚至都不知道该如何睡觉。明明知道睡眠是个自然的过程，只要不过于关注，到时间就会睡着的，但就是做不到不关注。很多人还会围绕失眠进行各种雪崩式推测，如“睡不好的话，明天就会难受，学习效率就低；效率低，成绩就差，那我就考不上大学，将来就找不到好工作，就娶不到妻子，对不起爸妈。如果一辈子都这样，那就完蛋了！”还有的人会推测：“如果老睡不好，肯定有黑眼圈，而且很快就会变老，持续下去，身体就会垮掉，器官可能会衰竭，那不就完蛋了？”总之，每天就围着如何才能睡个好觉纠结不已。其实大家不妨想一下，背着这么沉重的睡眠负担，怎么可能睡个好觉呢？

睡不好明天就学不好，学不好就考不好，考不好就上不了好大学……
我的人生完了！

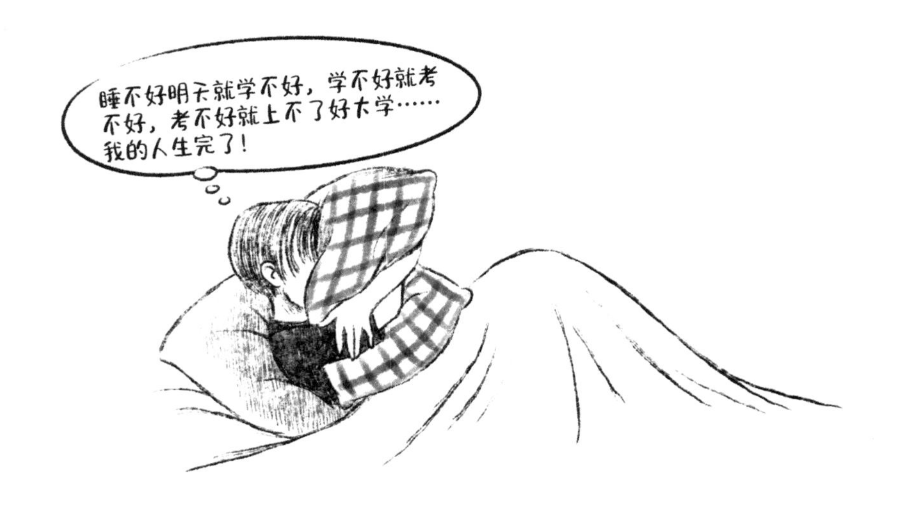

面对失眠强迫，该怎么办呢？下面是我疏导过的案例，以此来说明面对失眠该如何“少想多做”。

求助者，女，21 岁。

这是一个大三女孩，她从高一恐惧失眠开始，被顽固性失眠困扰了将近 6 年时间。高一时，由于学习压力加重，她有一次连续两晚都没有睡好，然后就开始关注睡眠。几天之后，突然想到“我以后要总是这么睡不好怎么办？”从此就掉进了恐惧的漩涡。总担心自己睡不着，然后越怕失眠就越失眠，越关注，入睡就越困难。后来，每天晚上 11 点多上床，要到凌晨一两点才能睡着，而早上五六点就醒了，醒后难以入睡。再后来，她会强烈关注两个方面：一个是毫无头绪的胡思乱想，另一个是睡眠。而且睡前会为多次上厕所而纠结，去的话怕影响室友睡觉，不去又觉得滞留的小便会影响睡眠。她感到越来越无助，不知道如何才能走出这个不良循环。

2016 年 3 月中旬，她向我求助。我教给她的方法仍然是“少想多做”，并通过反其道而行之的方式挑战对失眠的恐惧，目的是逐步让她认识到对失眠的“怕”是虚假空的，你越关注，它就越强大，你就越恐惧。

经过两次疏导后，我建议她：“从今天晚上开始挑战，试一下，反其道而行之——不让自己睡，看看会如何？就半躺在床上，上上网、看看书或听听音频，通过‘做点什么’来转移对失眠的过分关注。要做好一分钟都不睡的准备，如果快要睡着了，就提示自己不能睡，把自己弄清醒，看你能把自己弄清醒几次？看你能坚持几天？即使第一晚一分钟都没睡，第二天该几点起还几点起，该吃饭吃饭，该上课上课，而且不要午睡，再难受也要顶着。”我让她坚持挑战两周，看看会怎么样，并且建议她每天记日记。她同意试试。

其实，我让她“不睡”，就是让她挑战自己的“怕”——怕失眠以及失眠导致的诸多后果。主动出击，采取逆向思维，反其道而行之，让她通过“不睡”去挑战自己的各种“怕”，通过这种看似极端的方式把自己的“怕”打掉，达到“睡得更好”的目的。

4天后，她带着日记过来找我。4天来，她的执行力非常好，每天晚上都坚持“让自己不睡”。第一天晚上，一分钟都没睡着，一直半躺着，看看电影，写写感想，一直到天亮。第二天早上按时起床，像往常一样，上午上课，下午到医院见习。挑战是成功了，但短痛不可避免。原来每天至少还能睡四五个小时，现在一挑战，整晚都没睡，第二天她就感觉到特别难受，“头疼、恶心、想吐，不过还是勉强吃了点早饭，坚持上课”。第二天晚上继续挑战，但到了11点多，提醒自己两次后，竟然斜靠在床上睡着了，一下睡了5个多小时。第三天、第四天，她坚持挑战，结果都睡着了，每天睡5~6个小时。

又过了7天，她已经坚持挑战“让自己不睡”11天了，后面这7天中，她每晚都睡着了，除了一晚睡眠不到4个小时，其余都在6个小时左右。她说基本上不恐惧了，我就建议她停止挑战，恢复自然状态，能睡就睡，睡不着就不睡。

后来的几周，她跟我反馈说，睡眠基本保持在6个小时左右，有几天能睡7个多小时，上床到入睡一般半小时左右，对失眠的恐惧已经基本消失了。

当年9月中旬随访，近4个月里，她的睡眠一直都不错，每天能睡6个小时左右。后来，因为要到外地去上学，她的睡眠又有些紊乱，失眠强迫有所反复，但她有意进行了挑战，两三天后，恐惧基本消除，睡眠也基本恢复正常。

2019年2月随访时，她正在读研究生，很少失眠了。如果没课的话，早上能睡到八九点，中午也很容易入睡。2023年随访，她已参加工作，睡眠基本正常了。

她在较短的时间里就取得这么大的进步，是怎么做到的呢？答案就是她极强的执行力。她的执行力之坚决，甚至超出了我的想象。

因为很多人对失眠非常恐惧，在挑战时很容易逃避，在半推半就中向“怕”投降，而她没有任何逃避。如若大家都这样挑战的话，不可能不成功。

* * *

那么，想要调整好你的失眠强迫，有哪些要点呢？

最重要的是少想多做。

有的人问，其他强迫，你可以带着“怕”去做事，但是睡觉的时候，怎么可能做事呢？一做事，不就更加睡不着了吗？难道对失眠的“怕”就不能少想多做了吗？当然可以。如何多做呢？比如，半躺或全躺在床上，看看书、听听书、听听音乐等，都是很好的方式。我以前有过十多年的失眠，现在睡前经常会听一些音频。我的心态是“睡不睡无所谓，能睡着就睡着，睡不着就学习知识”。结果，每次当我想学习知识的时候，往往几分钟就睡着了。当你不再盯着睡眠时，睡眠就自然了。上述案例就是一个少想多做的典型案例。

我曾经用“挑战不睡”的方法帮助过不少失眠者，多数效果都不错。当你不那么怕了，就会睡得越来越好，这和对其他强迫思维的挑战是一个道理。所以，对自己狠一点，挑战一周到两周，往往会有奇迹出现。当然，短期挑战也是有代价的，比如，睡得更少了，身体更不舒服了，但这种短痛是我们必须付出的代价。我常说的一句话是：**“失眠本身不是最大的问题，因为失眠而焦虑、恐惧、自我不良暗示，才是最大的问题。”**当然，这句话可以套用到很多方面，如手淫、性幻想甚至遇到的某些挫折等都不是大问题，围绕这些现象进行的悲观虚构才是大问题。

对于顽固的心因性失眠，除了上述挑战，还要注意几点：第一，睡眠没有绝对的标准，别用所谓的标准要求自己；第二，白天尽量忙着，中午不要午睡；第三，不论睡多久，第二天一定要按时起床，调节生物钟；第四，别逼自己硬睡。逼自己硬睡，那样的煎熬是对人心身的极大摧残和自信心的巨大打击。你可以利用这个时间，看电视、看书，或者听听故事，一举两得，有什么不好呢？

* * *

注意力类强迫的疏导需要注意以下两点：

第一，不能追求尽快、彻底。

这类强迫症的发生，往往和求助者要求尽善尽美的性格有关，所以，为了避免陷入“以完美克服完美”的误区，我们必须放弃“尽快、彻底”的要求。比如，那位因为听到大便时咽口水，进而导致口水强迫的求助者，多年未好，就是因为陷入了这个误区。

所以，不要给自己定下时限，要学会和“怕”比耐心，随便它待多长时间，看谁能磨得过谁？走好脚下的每一步，目标自然会达成。疗效只是过程的体现，是实践的副产品，随实践而来。过于关注目标，目标反而成为累赘。所以，我们应该做的是“只选方向，不定目标，全力以赴，必有回报”，或者说“只顾登攀不问高，踏平坎坷成大道”。当我们身陷误区一的时候，“不解决，是最好的解决”。允许慢，才是最好的快。

第二，不逃避正常的人际交往或社会功能。

这类强迫症的好转，在于“思维实践”，也就是在思维上逐步摸索“既不排斥，也不屈从”的感觉。但这种思维实践不是自己苦思冥想就可以做到的，而是需要在正常的生活中实践。明知山有虎，偏向虎山行，如果你离开正常的生活，逃避起来，或者试图躲在家里解决，那么摸索出来的体验，往往不会太靠谱，也很难经得起实践的检验。一旦回到现实，往往会原形毕露。

05 靶器官类强迫：病由心造

靶器官类强迫和注意力类强迫是有很多相似之处的，或者说并没有严格区别，都是越觉得没有必要过于关注，越控制不住地关注；越想放松，越放松不了。所以，靶器官类强迫的调整，主要参照注意力类强迫，此处不再赘述。

抽动类靶器官强迫，因为伴随紧张会出现各类不自主的抽动行为，相对特殊一些。那对于这类抽动症状，该怎么调整呢？既然不由自主，说明它和人的情绪、思维等一样，是人的本能，并不受人的主观意志控制。因此，我们只能采取和应对病态思维一样的策略，即“视而不见”。**允许恐惧，允许关注，允许排斥，允许对排斥的排斥。允许这类不由自主的动作出现，带着干扰和不安继续做事，允许自己表现不好，慢慢淡化“怕”**。也就是采取随遇而安的态度，随它去，不排斥它，也不逃避它，在“多做”的实践锻炼中慢慢放松，这些不自主行为才会自然得到缓解。

靶器官类强迫为什么会存在？主要还是“怕”，“怕”无法解决，就会表现出焦虑症状。“靶由心造”，这个靶器官是我们自己造出来的。因为靶器官部位偶尔的不适，被求助者焦虑状态所强化，这些部位正好成为焦虑“火山”的一个“喷发口”，被长期固定下来，进而形成症状。从神经生理学角度也可以理解，某个部位你关注得越多，邮递员（神经递质）过去的就越多，那个部位就会产生不适感。

十年前，我接待过一个有强迫思维的小伙子。有两三年时间，他总感觉到后背正中的部位发热，很烫，像一个小热水袋贴在背部一样。他去检查，生理上各项指标都没有问题。很明显，问题不在身而在于心。大家也可以尝试一下：你的后背本来是不痒的，若你注意那个部位几分钟，看看它痒不痒，时间长了，会感觉好像真的有点痒，越注意越受不了，最后不得不抓一下才舒服。

案例一——呼吸强迫

求助者，男，38 岁。

这位求助者的强迫症是怎么发生的呢？在一年多前，有一天他感觉鼻子不舒服，呼吸不是很顺畅，就关注了一下自己是怎么呼吸的。结果，不关注倒挺好，一关注，就突然有一个念头闪过："哎，我怎么关注呼吸了呢？注意力怎么会一直在呼吸上呢？"从此以后，他的呼吸就开始不正常了，而且是越关注，越不正常。想尽一切办法，也无法将注意力拉回到现实生活中来，因此茶饭不思，兴趣全无。勉强坚持工作，但是会一边工作，一边想，怎么样才能不关注呼吸？他非常痛苦，自己也不知道为什么会这样，后来告诉了家人，家人也无法理解。后来他参加了疏导班，疏导班结束几个月后，他就慢慢走出来了。至今已经十多年了，情况一直很好。他在半年后的来信中说：现在我去刻意注意我的呼吸，确实还有些不自然，但是我很快就会觉得没必要，大脑中好像自动把它定性为"没什么事，无所谓"。就算有时候陷进去一点，及时用学到的方法排解掉也就好了：

接纳它，允许这种关注与自己共存，而不是去排斥和担心；

忽视它，也就是不过分重视它，这种病态关注会自然淡去。

呼吸强迫同样是因为过头性格，对无谓的干扰过于在意，过分要求自己的注意力集中，导致越排斥干扰，干扰越剧烈。接受疏导后，他逐渐放弃了“不能有干扰”的这种绝对化的念头，试着接受“有干扰，没关系，随它去”，干扰反而越来越少。其实，偶尔关注一下所谓的干扰，是正常现象，也可以叫生理现象，而一直关注干扰，无法放松则是一种病理现象，是因为紧张导致的过分警惕。因为对注意力被干扰过于担心，就会把干扰当敌人，导致内心防御系统报警，进而出现过于关注干扰的病理现象。当你不把它当敌人时，慢慢不在乎了，病理现象自然就会转为正常的生理现象。

案例二——手抖恐惧

求助者，女，30 岁。

这是一位怕自己在别人面前手抖、怕失控把孩子扔下楼的女士。起因是四五年前，有一位同事丢了手机，她代替一位有残疾的同事在一个与丢手机事件相关的保证书上签字，当时在她旁边有一个领导，她突然一闪念：“我这样手一抖，人家会不会误会，以为是我偷了手机？”心一虚，手就开始抖了，越不想抖，抖得越厉害。刚开始，只是在这个领导旁边抖，到后来，在其他人面前也开始抖。严重的时候，她一个人在家用笔写字，一暗示，一不自信，手就会抖。后来她就不敢上班了，觉得躲在家里会好一些。如果快递员来送快递，或者幼儿园让家长签字，她一律逃避。经过了解，我知道她有一个脾气暴躁的爸爸。小时候在家，只要听见外面有脚步声，想到可能是爸爸回来了，她就非常紧张。现在，她也会经常控制不住地对孩子发火。在阳台上陪着孩子，有的时候脑子里会突然冒出来“我会不会控制不住，把孩子从楼上给扔下去，那样就太糟糕了”的念头。为此，她还想把自己十楼的房子卖了，换个一楼，认为这样就不会有隐患了。丈夫没办法，为了照顾她，也同意卖房子。其实，逃避是个无底洞，“小痞子”会换个花样继续出来纠缠她。楼层高的问题解决了，那她带着孩子上街，会不会担心控制不住把孩子推到汽车轮子下呢？

在疏导班上，我鼓励她实践，去小商店买口香糖，并且告诉收银员“我们老师布置了一个任务，要在收银处签字”。她勇敢地照做了。第二天，又挑战了第二次，“怕”就减轻了许多。疏导班结束，我特别叮嘱她，这点效果还很不牢固，最关键的还是回家以后要找工作，接触社会，实在不行，做义工也行。否则回去就躲在家里，一段时间后，就会回到从前，症状就会反复。因为，逃避的诱惑力太大了。

下面是她回去之后的实践经历，分享给大家：

从南京回来后，有很长一段时间都感觉良好。后来回老家过年，又出现了一些逃避症状，如不敢写对联，不敢教亲戚的孩子写作业，即不敢做与写字有关的事情。我想这样下去不行，黄老师还让我年后要上班呢！因此，过年后，我就请婆婆帮忙带宝宝，找了一家淘宝店上班了。我不敢挑工作，我觉得像我这样的有老板愿意录用就不错了。

去面试之前，我还是很紧张，前一天晚上就开始睡不着了，老想着如果要当着招聘人员的面填写信息怎么办？那天早上去门卫那里签名，手还是有些抖的，好在只是签个名而已。后来人事部让我填信息，幸好她让我在另一张桌上填，我就放松了一些，填完就完全放松了。这期间我会想到黄老师说的：试着去接纳症状。

我在这个店一上班就是两年。刚开始还是有点怕写字，我最怕老板说“你字写得好，你来帮我写一下”，所以每次我都故意把字写得很丑。后来一想，我这不是在逃避吗？于是我主动问老板接活，凡是要写字的活我都揽过来。有时我故意让同事看着我写（当然同事们根本不知道我的“小九九”），这样次数多了，有一天我突然发现自己已经不在乎手抖不抖了，而是在乎有没有把这个事情做好，我知道我的关注点已经发生转移了。当然这中间症状有过几次反复，我也问过黄老师，黄老师总是让我“带着症状去做事，允许它存在”，这样时间久了，真的就不在乎了。

这位求助者从接受疏导治疗至今四年了，她前两年在淘宝店打工，后来怀上第二个孩子，到九个月时才辞去工作。第三年，她在家带孩子，第三年年底又开始找工作。找工作前，“怕”再次出现，一是怕自己找不到好工作，二是怕面试时会紧张手抖。但她还是靠少想多做，勇敢地战胜了“怕”。为了锻炼自己，也方便照顾孩子，她特地做了保险公司的业务员，至今已经快一年了，各方面都很好。和她联系时，她说：“这份工作虽然有时候很讨人厌，但真的很锻炼人。因为需要不停地与人接触，自己脸皮也练厚了很多，平时写字也绝对没有问题，虽然中间有一次出现过紧张，不过也是很快就过去了。”

回顾性地思考她的症状与成长经历，有两个因素和其性格的形成与症状的出现密切相关。

第一个因素，也是最重要的因素，是她有一个非常严厉、脾气暴躁的爸爸。小时候，在家里只要听见屋外有脚步声，想到可能是爸爸回来了，她就非常紧张。在这样的环境下，为了避免被惩罚，她变得非常谨慎小心、怕犯错，学会了察言观色和讨好。第二个因素，可能和她幼儿园时的一次经历有关。有一次，她捡到了一个小朋友掉在地上的卷笔刀，就想据为己有。小朋友跟老师汇报后，老师让全班同学都站起来，一个个搜身，她非常紧张。但那次很侥幸，她的裤子口袋很深，老师没搜到。当时老师还说：“我一定要追究到底。”当时她很心虚，脸也很红，用眼睛瞪着老师，老师还说了她一句："你眼睛瞪那么大干吗？"她本来就害怕，认为"老师知道是我拿的了"，听了这话就更加害怕了。

从她的成长经历和症状来看，父亲的过分严厉让她有了不良的性格基础。在这个基础上，幼儿园的那次经历，又给她留下了"做贼心虚"的心理阴影，"犯错被发现"就成了她潜意识中一个未了的情结。丢手机签字事件，就是点燃"犯错被发现"这个炸药包的导火索。"手抖→贼→犯错→惩罚"，这一系列思维运作，都是在潜意识中完成的，求助者自己都难以发现，我们能看到的只是"手抖→很糟糕→丢人"这类意识层面的运作。而想通过意识去控制潜意识冲突诱发的症状，是很难的。因此，她才陷入了"绝不能手抖→尽力控制→更加手抖→逃避"的不良循环之中。

在疏导治疗中，通过良好的咨询关系，求助者借助咨询师的自我，减少了自身"超我"（不能犯错）的压力，满足"本我"（随便犯错）的部分需要。内在冲突减少了，再加上外在克服"怕"的实践锻炼，内外兼治，症状慢慢就缓解了。

案例三——抽动强迫

求助者，男，21 岁。

其症状是一紧张就控制不住地擤鼻子、伸舌头、咳嗽。2007 年，他正在国外上大四，却因为症状严重，不得不回国求医。小时候，他的性格比较叛逆。妈妈讲暖水瓶开水太烫，不要摸，他就偏要摸几下；剪刀太尖，不要拿，他就非要对着眼睛试几下。后来，会控制不住地挤眼睛，持续了多年。但初二之前，他并没有"不该摸、不该拿、不能挤"之类的反强迫思维，所以并没有感到痛苦。上了初二之后，他开始出现反强迫，认为挤眼睛不好，结果越怕挤，眼睛挤得越厉害，由此陷入强迫症的烦恼。到高三时，挤眼睛的症状莫名消失了，因为出现了控制不住擤鼻子、咳嗽、伸舌头等强迫症状。结果，越怕越出现，而且除伸舌头没有声音外，擤鼻子、咳嗽的声音还很大。进入“怕擤鼻子、怕咳嗽、怕伸舌头→紧张→习惯性地擤鼻子、咳嗽、伸舌头→怕别人歧视、自责等→怕下次再出现此类行为→紧张，强迫行为再次出现”的恶性循环之中。越是正式的场合，如考试前、人多的场合，强迫行为越频繁，他就越痛苦。

因为他的强迫行为是由于紧张导致的不自主行为，属于误区一。对于这类行为，只能视而不见，不能太过排斥。否则，就会陷入越怕越出现的怪圈。咨询中，我提醒他："不要对自己要求太严，减少对擤鼻子的控制（怕咳嗽、怕伸舌头与此类似，下面省略）。实在难受的话，擤就擤吧，擤了之后的关键，就是继续做手头的事情，不要对这个动作这么排斥。允许对擤鼻子的关注、恐惧和排斥，允许对这种排斥的排斥。减少对擤鼻子关注感、恐惧感、排斥感的排斥。允许擤鼻子的动作出现，带着干扰和不安继续做事，允许自己表现不好，是进步的关键。”他按照这个理念不断摸索，对自己不那么苛刻了，这些强迫行为反而就减少了。虽然他后来在找工作面试时症状再次反复，但他一直在努力挑战，甚至把每次面试的机会也当作一次次的挑战。他先后换了五份工作。2023 年年初随访，他各方面情况良好，症状也没有再反复过。

* * *

靶器官类强迫的疏导需要注意以下两点：

第一，不能追求尽快、彻底。这个参照注意力类强迫。

第二，不逃避正常的人际交往。口水强迫、排尿强迫、体臭强迫及伴随抽动行为的靶器官强迫，患者往往会回避正常的人际交往，这样，反而不利于症状的缓解。

06 失控类强迫：如何重获言行自主权

失控类强迫在临床上也非常常见，主要表现为害怕自己失控，做出有违道德或法律的事情，如失控杀人、讲某些下流或反动的话、做出某些不雅或危险的行为，如控制不住地当众脱衣服、打人、摸别人、从高处跳下、摸电线等，或者担心自己的表情、肢体动作失控等。

为什么会出现失控类强迫呢？其实主要也是跟家长过于严厉、过于控制或保守有关，导致孩子压抑了很多愤怒或冲动，如攻击冲动或性冲动等，这些冲动一旦压抑不住，就会寻求表达的出口，通过各种方式变相表达。如那位怕拿锤子砸死爸爸的男孩，就是因为他爸爸过于暴力，他对爸爸充满愤怒，但现实及社会伦理又不允许他这么做，他只能压抑自己。后来，通过变相表达，或者说象征化的表达，出现了怕失控抱垃圾桶的症状。

案例一——乱伦恐惧

求助者，女，28 岁。

在六七年前，我接待过一位怕失控的女士，她小时候有一次看见表哥后脸红的经历，后来慢慢就转变成了因害怕脸红而脸红。同时，她还有很多其他症状，如因一次失眠而引发的害怕睡不着而睡不着；担心自己得了精神病，怕自己出现异常举动，如把老公杀了；

担心看到爸爸会想到乱伦，结果脑海里就真出现这一想法；后来还担心自己失去语言能力，不会说话了，因此变得非常紧张。在说每句话的时候，她都会想：人为什么会具备语言能力呢？我会不会哪天不会讲话了？她担心这样下去会丢掉工作，老公也会不爱自己等。

她的症状与她对性的羞耻感和压抑有关。因为她过于严谨、伦理道德观念过强的性格，导致她把与性或攻击相关的正常念头都贴上了“怪、坏、十恶不赦”的标签，陷入“见怪奇怪，奇怪更怪”的怪圈中。导致性的能量以半遮半掩的形式出现，露出一部分怕自己出现性念头的影子，还有一部分以怕不会说话、怕得精神病甚至怕杀老公等变相的形式出现。性本能的冲击力如此强大，但她又以此为耻，想压制它，它就出现得更加猛烈，只不过会“化一下妆”，以象征化的形式出现而已。最后，她想到如果真的失控的话，肯定会导致被唾弃、丢工作、家破人亡甚至自杀等糟糕后果。因为整天担心这担心那，实在太痛苦了，她参加了集体疏导班。之后，又纠结了一年多的时间，才慢慢走出来。

案例二——跳楼恐惧

求助者，男，19 岁。

这位男孩的父亲是一个极其传统、刻板、严厉的人，对孩子的学习和为人处世近乎苛刻地控制。孩子虽然很优秀，学习成绩好，多才多艺，外在有着耀眼的光芒，但内在却充满了愤怒和压抑。到了青春期后，他几乎与父亲闹翻，没有特殊情况二人都不会进行交流。高中时，他出现怕考试答案没写对等各种担心，后来上了大学，慢慢出现怕自己从楼上跳下去的恐惧心理。这种怕失控跳楼的心理，和怕失控抱垃圾桶的心理其实是一样的，都是怕自己的愤怒和攻击性释放出来之后，会造成毁灭性的可怕后果。因此，陷入怕“万一”

和极力控制的冲突之中，痛苦不堪。

他一年多前参加集体疏导班，我两次陪他到楼顶进行“习以治惊”的锻炼。楼高十层，周围护墙有半人高。我先站到护墙旁边，往下面看，然后让他慢慢站过去。他本来是很恐惧的，不敢站过去，我先站过去，过了一会，他慢慢挪了过去。我拉着他的手，站了一会儿，和他聊了点其他的事情，转移他的注意力，他才慢慢变得有些放松。后来，我松开了手，两个人又站着聊了会儿天，待他基本放松后，才从楼上下来。休息了几分钟后，我让他单独再过去，他也勇敢地挑战了。到现在有一年多了，他的症状基本上得到缓解了。

案例三——犯罪恐惧

求助者，男，33 岁。

他的一个症状就是怕失控杀了自己妻子。其实他和妻子的感情很好，但他很怕自己半夜梦游，失控杀了妻子。因此，家里的菜刀晚上都要锁到柜子里。他参加疏导班时，和另一位求助者拼房住在一起。后面为了帮助他实践，我从家里带了一把菜刀给他[1]，让他晚上把刀放在房间的桌子上，向室友学习，忍受痛苦，克服“怕”。我们问他的室友，是否害怕被砍？他室友根本就不在乎，因为太了解这类症状的特性了，对于“杀人”这类可控的自主行为，当事人越恐惧越不会真正去做。后来他听取了我的建议，勇敢地把菜刀放在了房间桌子上两三天，症状就有了比较大的缓解。

其实他的失控强迫，也是对自己攻击欲望和性欲望的一种压抑。过于压抑自己的这些本能欲望，本能欲望的能量反而时时想冲出来，所以，他就体会到强烈的失控冲动。**允许自己的本能欲望出现，或**

1　这是专业治疗师在对求助者病情有正确判断和把握的情况下，提出的个性化治疗方案，请勿盲目模仿。

者变得“坏”一点，为本能欲望的释放提供一些空间，症状反而会慢慢减轻。

案例四——“不当言论”恐惧

求助者，男，52岁。

这是鲁教授在三十年前疏导过的一个经典案例。这位男士是一个职业画家，但因为强迫症，竟然将近二十年不敢拿笔。为什么呢？就是因为他怕万一控制不住自己写出什么不当言论。所以，他穿的衣服多数没有口袋，就算有口袋，也会全部缝起来，因为他怕不小心把笔放在里面。

由于不敢写字，到南京之后，他住招待所就成了问题，因为在那个年代住招待所需要填写家庭地址、单位名称等，但他又不敢写字，所以他就让服务员代他写，服务员不同意，他还和人家吵起来了。这也难怪，服务员怎么可能理解一个强迫症患者的内心冲突呢？

后来，鲁教授帮他疏导，让他挑战写“不当言论”，他不敢写。鲁教授说，你这是心理障碍，又不是真的想骂人。他还是不敢写，逃避严重。没办法，鲁教授就先写了两句，他才战战兢兢地开始写。连续三天，他的任务就是写各种“不当言论”，写了满满几十页纸。之后，他就不怕了。回去之后，他送了一幅画给鲁教授，画上是老梅树开花，还有三只小鸟，代表他三天的改变，落款是“余患强迫症廿余载，鲁大夫以疏导法治之三日而起沉疴（即解除了沉重的负担），长安何所有，聊赠一枝春”。几年后，他还举办了画展。

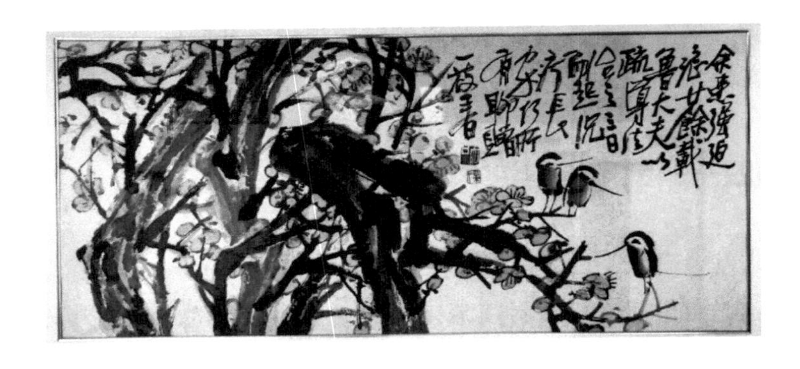

* * *

从上面所讲到的几个怕失控的个案来看，只要不逃避，敢于挑战自己的“怕”，都是相对能够快速走出来的。不过其中有两点，还是需要特别注意。

第一，挑战“怕”的重要性。

这个我们在前面也反复说过很多次了，因为对广大强迫症患者来说，越逃避，就越容易陷入想象之中，就会越害怕。越不逃避，越容易靠近现实，而现实永远没有想象那么可怕。失控类强迫症患者中，如果逃避行为较轻的，要在现实生活中慢慢摸索“见怪不怪”和“视而不见”的感觉，通过慢慢接纳强迫思维，逐步淡化“怕”。如果有明确的逃避行为，就要利用行为可以控制、可以改变的特点，通过挑战，让自己暴露在“怕”中，只有这样，“怕”才会慢慢淡去。因为，人的神经系统都有一个适应的过程。面对一个恐惧的情景，刚开始应激反应会非常大，但人体都有适应能力，会调动强大的能量来应对“怕”的局面，让机体逐渐恢复正常。挑战“怕”，可以循序渐进，也可以直接挑战最怕的情景。具体如何挑战，取决于求助者的心理状态，由自己来决定。当然，求助者的心情、有没有人陪同、谁陪同，都会影响到他的挑战选择。我们可以鼓励，但不能逼迫。

第二，不能离开正常的社会生活。

对所有的强迫症患者来说，无论有没有强迫行为，要想战胜“怕”，就不能脱离正常的社会生活。从神经系统的大路和小路来看，大路没有那么容易消失，小路也没有那么容易变成大路。也就是说，通过挑战产生新的记忆，往往不如老的记忆那么牢固，随着时间的推移，新的记忆容易淡去，老的记忆容易反弹。所以，战胜“怕”，要靠短期挑战，但巩固“不怕”，还得靠自己长期地融入生活。只要你不逃避生活，生活会源源不断地给你提供锻炼的机会，让你不断巩固新的记忆，直到新的记忆变得足够牢固，“怕”的记忆就不再容易兴风作浪了。

第四章

改造性格，让强迫症离你越来越远

01 如何打破完美的桎梏

本书主体部分已过，我的讲解接近尾声。本书的第一部分为疏导治疗的第一阶段，旨在帮助大家认识强迫症，也就是了解病理之树；第二部分、第三部分为第二阶段，其中，第二部分旨在针对“怕”，告诉大家可以用哪些方法缓解症状，也就是“砍树干”，而第三部分是根据不同类型的强迫及相关问题进行个案剖析，让大家更加清楚地知道如何实践。那么，从本节开始，我们将进入第三阶段，即认识与改造性格阶段，也就是“挖树根”阶段。

一般来说，大家都很在意自己第二阶段的成绩，也就是解决症状的情况。实际上，缓解症状只是短期的任务，也许几个月，也许一两年。如果你长期的症状没有缓解，那肯定是因为你过于逃避了。虽然第二阶段很重要，但相对来说，第三阶段才是最重要的和长期的任务。为什么？性格决定命运嘛！所以，越靠近“山顶”，越靠近“3”的位置，就越自由。

那么，怎么认识性格？性格究竟是先天的还是后天的？

综合各类教科书上的定义，我对性格的理解是：**性格是在先天基础上从小形成的习惯化地看待事物的方式**。也就是说，性格同时包含了先天和后天两个因素。那究竟是先天因素多还是后天因素多呢？心理学界并没有统一的标准。不过在我看来，后天因素的影响要更大一些。常言道，儿子像老子。其实说的不仅是相貌相似，很多性格似乎也很像。长相相似当然是先天决定的，但性格相似我不认为主要是遗传所致，更多是源于后天的“影响”。

影响性格的后天因素有很多，首先最重要的因素还是父母（或其他养育者），如父母的做事方式、待人接物的态度，等等。其次是个人的经历和社会影响。随着人的成长，自我教育在性格塑造中也会起到很大的作用。比如，大家接受心理咨询、看心理学的书、听一些心理学的课程，都是自我教育的方式。

既然说父母对我们的性格影响很大，那么父母是如何影响我们的性格的呢？一个人性格的形成，其实可以用两句话来概括：

你与世界的关系，是你与自己关系（内部关系）的投影；

你与自己的关系源于小时候和父母的关系。

怎么理解这两句话呢？

第一句，你与世界的关系，是你与自己关系的投影。其实这就像将电脑里储存的图像投影到幕布上一样。幕布是白色的，什么也没有，真正的图像在哪里？在和投影仪相连的电脑里。我们有时特别喜欢或讨厌一个人，是因为那个人特别好或特别坏吗？不一定，也许有一部分是因为我们自己的内部关系，通过投射而附加在了那个人身上。比如，当自己信任自己时，就容易信任别人，看到别人好的一面；但如果自己对自己是否定的、苛刻的，就容易否定别人，看到别人坏的一面。所以，很多时候，别人只是一面墙或一个屏幕，我们会把和自己的关系不断地投射在别人身上。

曾经有一个女大学生，因为人际关系问题向我求助。从小到大，她没有朋友，为此甚为苦恼。从小学起，她就认为别人不喜欢自己，而同学们跟她相处久了，也确实慢慢都有些疏远她。为什么会这样呢？因为她成长在一个很糟糕的家庭环境里，从小被严重贬低和忽略，导致她非常自卑、不接纳自己。

自我贬低和自我嫌弃是她的内部关系。当她和别人交往的时候，她将自己的内部关系投射出去了，所以这就演变成了她和别人的外部关系。一方面，她认为别人会贬低和嫌弃自己；另一方面，她也很容易贬低和嫌弃别人，通过被动、敏感、消极、逃避等，慢慢“教会”了别人远离自己。这就是人际关系的投射与认同。相当于这个女孩放了一个“人家肯定不喜欢我”的信号弹给别人，刚开始别人可能不接招，依然会友好相待。但她会不断地放，不停地试探，次数多了，她扔出去的信号弹，别人可能就接住了，就会觉得她很“作”，就会逐步讨厌她、疏远她，也就是对她的投射产生认同了。别人远离的结果，会在她内心一次次地验证“我的确很让人嫌弃”这个预言。所以，也可以说是她教会或者引导别人讨厌她、远离她的。

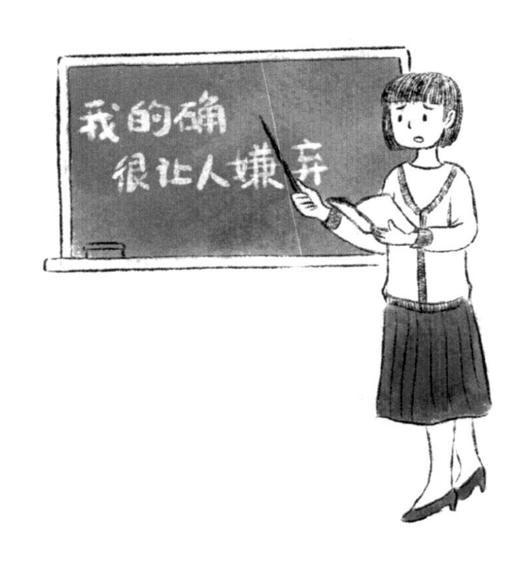

这种模式很奇怪，让人痛苦。理智上她也知道这样猜疑和挑剔别人不对，但似乎控制不住，“知道是个坑，但还是会莫名其妙往里跳”。这就是潜意识在强迫性地重复小时候她所熟悉的模式。**相反，如果一个人对自己比较接纳，比较爱自己的话，他就会通过另外一种投射教会别人喜欢他、爱他。**一个人与外部世界的关系，通常就是这么形成的。

第二句，你与自己的关系源于小时候和父母的关系，怎么理解呢？意思是说，我们是自信、自爱的，还是自卑、自负的，多数来自父母的言传身教。在我们还小的时候，如果父母是信任我们的，我们就会感觉自己是有能力的、不被嫌弃的、可爱的，就会养成自信、自爱的性格。如果父母对我们是怀疑的、挑剔的，甚至是冷漠的，我们就会感觉自己是无能的或不可爱的，就会形成自责、悲观、自卑或者自负的性格，甚至会自我抛弃。其中，自负是自卑的衍生物，是为了掩盖自卑的反向表现，旨在通过自大的幻想满足现实能力的不足。一个人在将父母与自己的关系逐渐内化后，内在父母与内在小孩的关系就会逐渐定型，形成性格中的重要组成部分。然后，这些性格特征就会在和他人的交往中表露出来，进而形成与别人或和谐或冲突的关系。

所以，总的来说，**性格的形成取决于两层关系。第一层，父母如何看待我，我就如何看待自己；第二层，我如何看待自己，就会如何看待别人，或者觉得别人如何看待自己。**知名作家张德芬说过一句话："亲爱的，在你之外，没有别人，只有你自己！"这句话是对上面两层关系的最佳注释，希望能够帮助你认识自我。

* * *

有些人了解了症状和早年经历之间的关系后，会去怨恨父母、责问父母，甚至要求父母向自己道歉。如果你的父母觉察到自己教育的失误或你的父母有心理学的头脑，可能会如你所愿，为曾经的错误而忏悔。但是如果父母不是这样的，很可能会引起新的矛盾，这不但不利于问题的解决，反而会恶化亲子关系。

而且在现实中，往往会出现这样的情况。很多父母意识到了自己教育中的失误，不但深深自责，而且会向子女诚恳道歉或做出各种补偿，但孩子的内心痛苦并没有缓解多少。所以，**与现实中父母的和解，并不是解决心理问题的关键。与内在父母的和解，才是解决之道。**如果一味地“找外因”，枪口对错了方向，可能就成了一种逃避。

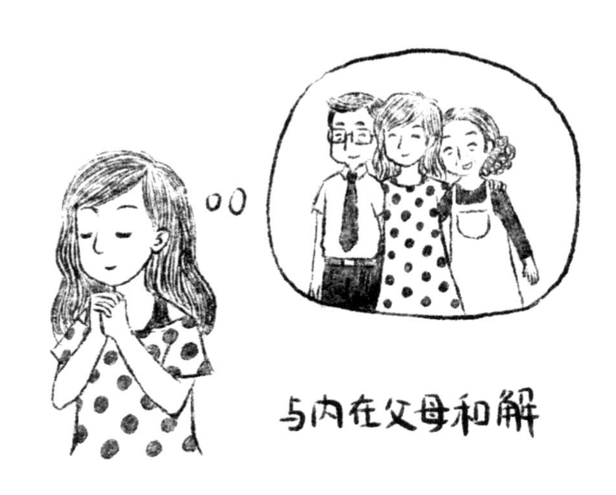

那怎么才能与内在父母和解呢？有两类方法供你参考。

第一，在咨询室等专业场合解决。可以对着咨询师倾诉，也可以运用心理咨询的专业技术，如空椅子技术与父母对话，完成这一心理历程。

第二，尝试为自己负起责任。通常来说，你生命的前十几年不由你掌控，但成年以后的事由你负责，你需要承担起完善自己的责任，如优化性格、调整心态、缓解症状等。要做到这一点，首先要接受这样一个事实：父母常常在爱的前提下做了一些南辕北辙的事，明明想着怎样对孩子更好，结果却伤害了孩子；抑或父母本身就是受伤的孩子，他们不知道怎样才能给予孩子想要的爱或真正的爱。父母也有自己的生命故事和生活压力，等等。接受这个事实很难，但是一旦接受了，你与内在父母就能逐步达成和解，内在的冲突也会减少很多。

* * *

认识和改造性格并不是一件简单的事，其难点在于，很多时候，我们对于自身性格的优缺点是难以分辨的。到底哪些是好的，需要保留的，哪些是过头的，需要调整的，不容易搞清楚，因为我们的很多性格特点本身是好的、被社会鼓励的，如严谨、认真、忠厚、老实、善良、原则性较强等。但如果这些特点过头了就“坏”了，只不过这些“坏”只针对自己而已。这些“好”和“坏”从小就纠缠在一起，就像树缠藤，藤缠树，共生共长。过头的性格就像是长在自己身上的一个肿瘤，这个肿瘤从小就与你共生共长，慢慢成了你身体的一部分，而且它长在身体的内部，不容易看得见。

“好”与“好过头”很难区分，甚至你会觉得是“应该的”“必需的”，正所谓“当局者迷，旁观者清”。比如，有位有强迫行为的小伙子，他洗手时一定要用一只手接水，去洗那只拧过水龙头的手，因为从小他爸爸就是这么教他的。所以，在他的观念里，这样洗手才是卫生的，也是“应该”的。在大家看来，这难道不是过头吗？

所以，我常和求助者说，症状不是无缘无故出现的，你如果痛苦了、钻牛角尖了，背后一定有某种不良的模式存在，一定有“过”在作怪。所以，当你痛苦的时候，不妨提示一下自己：**是不是性格过头了，要不要有所调整？是不是太要求完美了，可不可以降低一点要求？是不是太过严谨了，可不可以放松一点？是不是太在意别人的评价了，可不可以允许自己出出丑？**

案例——改造性格的典范

求助者，男，52岁。

这位求助者因为自身性格的原因，在工作和生活中遇到过很多问题，甚至险些自杀。在接触疏导疗法后，通过有意识地认识、改造自己的性格，他后来有了很大的突破，各方面都有了翻天覆地的变化。希望借助他的经验，帮助大家进一步学会认识与改造自己的性格。

他从小性格就比较严谨，要求完美，总嫌弃自己长得太瘦了，所以从来不穿短袖短裤。他喜欢打篮球，但夏天从来都不敢打，只有冬天穿着棉衣才敢打，因为这样能显得自己壮一些。后来，高考失利对他的打击非常大，他陆续就出现了各种“怕”。

他的主要症状表现有两个：第一个症状是他做了双眼皮手术，听说有的手术会有后遗症，就担心了很长时间。之后，他从报纸上看到隐形眼镜药水会致癌的说法，便极为恐惧，不但马上把隐形眼镜扔了，而且一直担心自己会不会得眼癌，于是到各地眼镜店问询，店家都说没问题，但他总是怕万一。

第二个症状和工作有关。有一次，他在工作中出现了失误，幸好同事及时提醒，才避免造成大的损失。这件事给他带来了极大的冲击，他不住地想：完了，犯大错了，被那个人看到，万一说出去，上级领导可能会检查，万一被查到，我就有直接的责任，就可能被抓起来，领导也可能被抓起来，那就完了，工作丢了，家庭怎么办……他极尽所能地悲观推测，导致越想越怕。同事一次次安慰他“没事，问题已经解决了”，但他仍然放心不下。紧张了一两个月，最后实在顶不住了，他就找到领导说：“上次那件事，求你千万别说出去，要不然我就完了。”其实领导根本就不知道这个事，被他这么一说，反而知道了。领导满口答应：“好好好，我肯定不说，你放心。”

结果，没出一周，单位所有人都知道了这件事，他成了全单位的笑话。他这么一个非常在乎别人评价的人，此事一出，几乎要崩溃了，甚至想到了自杀。

还有一个问题，就是他太老实。他从入职起，就为同事打开水，后来有别的新人进来，他却不敢叫人家打开水，因为怕别人说他欺负新来的人，所以他就一直自己打开水。但打开水的同时，他内心又很不平衡：凭什么叫我打，你们就喝现成的。他的内心很矛盾，却又不敢拒绝。他一直都这样老实、辛苦，但领导却不是很待见他，出席重要的场合、活动从来不带他，却把杂活、累活都安排给他。他的老实连妻子都看不下去了，认为他“脑袋少根弦”。他知道自己太老实，为此也十分苦恼，但他认为自己的性格天生如此，那就没办法了。

接触疏导疗法后，他才恍然大悟：原来性格主要是后天形成的，而且是可以改变的。大悟之后，他开始进行改造性格的艰难实践。他深刻意识到，**改造性格绝不能流于口号或形式，一定要在现实生活中才能改造，在一件件具体的事情中才能改造**。此外，他还坚持向社会成功人士以及自己的一些领导学习。原来他见到领导都是畏畏缩缩的，经过几年的努力，他变得可以和领导拍肩膀、轻松交谈了。以前在单位，不管遇到什么事，他只会忍气吞声，但现在不一样了，有一次，一个同事私拿了他保管的客户礼品没有签字，他坚决地追究下去，直到同事认错并补签为止。换成以前的话，他可能宁愿用自己的钱买来补上，也不敢深入追究。在这件事情之后，单位的同事都对他刮目相看。现在他也晋升为领导了。

除了在单位的变化，在家里他也有了很大的改变。以前他在外面遇到问题，都要询问妻子的意见，现在反过来了，妻子经常向他讨教社会经验。

经历了痛苦的洗礼，终于见到了风雨后的彩虹。他自己十分感慨地说：**“观念一转天地宽，观念不变死循环。”**

02 如何通过改造性格获得变化

俗话说“江山易改，本性难移”，为什么会这么难呢？因为过头性格就像恶性肿瘤，不割的话，会一直折磨你，让你痛苦。割呢？需要一刀刀地割自己的肉，而且只能自己动手，这个难度可想而知。所以，要想有所进步，每一步都要付出“汗和血”的代价，从“1.0”到“1.1”如此，从“2.3”到“2.4”同样如此。但改造性格是“登高望远”，高处风光无限，其痛虽无比，其乐也无穷。

改造性格之难，不仅在于性格的形成时间长、扎根深，还在于它的不易察觉。性格是自己熟悉的、自动化的反应模式。我们做任何一件事情，都会不知不觉受到习惯的影响，因为采用习惯的模式消耗的心理能量是最少的。所以，即使是在我们改造性格的过程中，它也会影响我们的态度、方法和感受，阻挠我们的改变。可想而知，如果用过头的性格来改造过头的性格本身，难度有多大。所以，加深自我认识，时常反观自身非常重要。改造性格不仅需要信心、决心，还需要恒心，要做好打持久战的准备。

此外，拿刀割“肿瘤”，不但要有勇气、要狠，而且刀一定要锋利，这把锋利之刀的名字就叫“果断”。也就是说，**在你处理各种“怕”的过程中，面对顾虑和恐惧，果断最重要，需要果断斩乱麻。**

性格改造，永远不晚。

很久以前，鲁教授曾经疏导过一位退休老医生，他贡献突出，但由于时代原因，退休时只有中级职称。后来职称制度改革，他的下属很快评上了主任医师、副主任医师等高级职称，他心里就非常不平衡。他四处申诉，当然是没什么结果了。最后，他还出现了严重的胃病、心脏病等。参加疏导班之后，他才认识到是自己性格的问题，目标由“外”转向“内”，心态大变。

还有一个更为极端的案例。有一位70岁的老太太，得了肝癌，知道自己将不久于人世，心态失衡，整天骂东骂西，骂儿子不孝顺，骂女儿不听话，弄得家里鸡犬不宁。后来，她女儿告诉她鲁教授开设心理疏导班的消息，她很想参加。了解她的病情后，鲁教授拒绝了。但经过子女的各种保证，鲁教授同意老太太参加疏导班。当时的疏导班一共10天，由于肝区过于疼痛，她坚持7天后，就提前回家了。12天后，她就去世了。后来，她女儿写信给鲁教授，很感谢鲁教授给了她母亲这次机会，虽然母亲回去后只弥留了短短的12天，但这12天里，她的性情大变，温和了许多，不再骂儿子女儿了，给儿女留下了很好的回忆。

因此，性格改造不在于年老年少。生命不息，改造不止。一旦找到了“心”的方向，生命必然会大有不同。

* * *

那么，该如何改造性格？

第一，需要知道改造性格的起点和终点。

改造性格的起点和终点是什么呢？**接纳自己。接纳自己，是所有心理治疗的终极目标，但又是心理治疗的起点。**为什么呢？因为我们必须认为自己基本上是好的，然后才有可能变得更好。如果一个人对自己不满，天天对着镜子狂扇自己耳光，那他能变好吗？能有勇气面对外面复杂的世界吗？当然不能。但我们不常常是这样的吗？

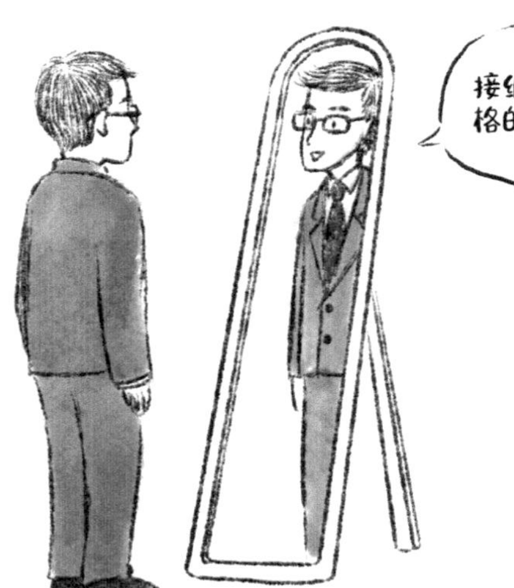

那该如何调整呢？就从接纳不完美的自己做起。比方说，我现在还停留在山脚下，在“1”的位置，这就是我的现实，但这并不代表我有多么糟糕。只有面对现实，才能脚踏实地，找到前进的路。“千里之行，始于足下”，接纳目前不完美的自己，就是“足下”，是登山的第一步。

例如，一个当众发言紧张者若能够接受甚至敢于当众承认自己的紧张，他的紧张就不会加剧。承认自己的脆弱后，你就会相应放松对自己的要求。所以，适当暴露自己的脆弱并不可怕。上台演讲，说一句：“我有点儿紧张！”自我暴露一下，你的紧张度可能就会降低 50%。这就是道家所说的“处卑”，像水一样往低处流，去接纳一些自己的弱点和不足。

如果强烈抗拒自身的某个性格缺点，那它一定会持续地跟随和干扰我们，所以，无论我们有什么样的性格，如胆小、内向、敏感等，都只有先接纳，才能慢慢进步。

比如，一个胆小的人能够逐步认识到，胆小是自己从小成长的经历导致的，而且是小时候自我保护的一种智慧，就会慢慢放弃对胆小的否定和排斥，学着与胆小相处，逐步变“糟糕”为“一般”（把它仅仅当成一个普通的性格特点），再变“一般”为“平和与喜悦”。当身处平和与喜悦时，你会发现，你正在变得胆大起来。所以，在实践中，学着接纳自我，尝试体验生命中或开心或悲伤的每个当下和瞬间，是每个人成长的内在历程。欲登高望远，必着眼足下。怕的就是又胆小又不接纳自己，好高骛远，要求过高，这样就很难进步。

接纳自我，还要试着不掩饰愤怒、私心和欲望，允许自己做一个真实的、完整的人，而不是一个虚伪的、完美的人。

我们和同事在一起经常会互相调侃：“哎呀，你真好色。”有的同事会回答“我本来就很好色”，他就很真实、强大。如果有人回答“你才好色呢，我一点儿都不好色”，反而可能是在说谎。我们很多时候的痛苦就来自掩饰，硬要把自己当成一个不食人间烟火的神。**一个人成长的过程就是逐渐成为一个“人”，逐渐告别非黑即白、非神即魔的极端与分裂，走向中庸和整合的过程，也是从完美走向完整的过程。**

当然，接纳自我是一个很高的要求。我们只能向着这个目标努力，而不必强求结果。若追求完全接纳自我，只会离“接纳”这个目标越来越远。

因此，要求低点，才能发挥好点。能够接纳自己的阴影，才有资格迎来阳光。在改造性格时，不求改变，也许是最好的改变；越想改变，反而越会否定自己，反而会在自己的不良模式中越陷越深，越描越黑！这是一个辩证的、相反相成的关系，需要慢慢去体会。

第二，明白实践是改造性格最有效的工具。

改造性格最直接、最有效的工具就是行动，也就是“少想多做”。在改造性格的道路上，行动比空谈要重要得多。

理论和实践之间有非常深的鸿沟，需要你去跨越，从知道到认识，从知识到体验，这些都需要去实践。

很多人不仅不实践，而且陷入病态想象中无法自拔。病态的想象危害有多大，相信大家都深有体会。有太多人被悲观的想象湮没，只在那里想、想、想，就是不行动。所以，为什么要少想多做？因为对我们来说，做能够改变现实，而想象不能。做能掐断病态想象的翅膀，有效地改变自己的病态思维，使人不至于陷于其中无法自拔。

实践不但能助你走出症状的泥沼，而且能促进你性格的改变。通过实践，就能不断提高怕的“门槛”，习以治惊，时间长了，自然就能产生顿悟，进而形成新的认识。而认识是什么？是看待问题的方式。当一种新的看待问题的角度逐渐确立，直至形成了习惯——新的性格就被塑造出来了。这就是我们经常说的：小的量变引起小的质变，小的质变积累成大的质变。

有的人常会困惑：当我状态很好、很轻松的时候，还要不要坚持性格改造呢？其实，当你快乐的时候，就没必要一直提醒自己“我要性格改造，我还没有改到位，还要继续改造”。因为当你快乐轻松的时候，你能适应社会，这时候性格之“过”不会露头，生活本身就在改造你。如果出现情绪低落或病态思维反复，“扣个帽子”，尽快出来就可以了。能尽快摆脱烦恼、不钻牛角尖，也是性格优化的体现。但如果长时间无法摆脱，不但要运用策略，还要往性格上反思。性格改造是一辈子的事，但并不是让你时时刻刻想着它，否则，就陷入了性格改造的强迫之中，那岂不是换一种方式在刻板？所以，首要的任务就是实践——做什么？怎么做？有没有逃避？都是关键。

一个已经走出强迫症的小伙子，后来给我的留言非常好。他说：“顺境的时候一马平川，感觉非常好，什么事都不在话下，但是真正有意义的是处在逆境时自己的表现，逆境的时候每次都能扛住，那才是真的强大。”我回复说：“逆境的时候，要告诫自己拼一下，再坚持一下！”他说：“是啊，知道怎么做，还得坚决执行才行，不做等于零，做了一半放弃了也等于零，反正就是不能服输。”

第三，改造性格，要学会社会学习。

什么是社会学习？就是向那些性格比较好的人学习，看看别人是怎么做的。

每个人周围都有一些心理素质非常好、高度在 2.7、2.8 的人，他们拿得起放得下，豁达、积极、乐观、冷静、沉着、自信，能够面对现实，不过度想象，不虚荣，能及时平衡心态。当我们钻入牛角尖或陷入情绪低谷的时候，就要有意提示自己向他们学习，从生活的一点一滴学起、做起，坚持不懈，逐渐矫正行为，最终肯定会有收获。时间长了，问题会一天天淡化，性格会一天天完善。当然，向他人学习需要灵活，切忌生搬硬套，避免陷入新的刻板与机械之中。

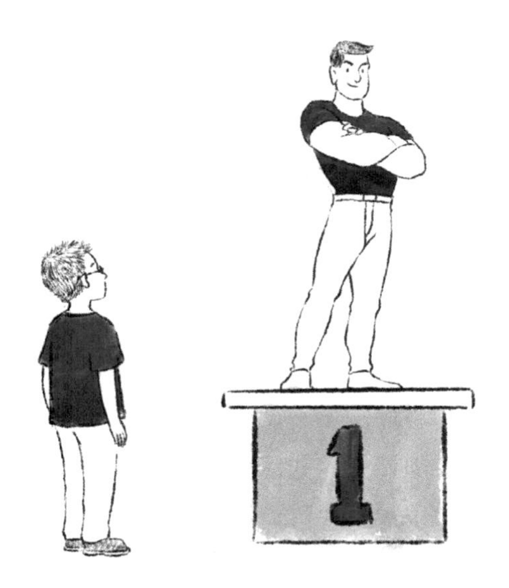

上一节中那位工作出错怕被惩罚的求助者，他的部分经验就是通过社会学习得来的。他说：“学习疏导疗法以后，认识到了症状和我的过头性格的关系，我就开始自觉地纠正自己的行为。特别是在起步阶段，每次遇到人际烦恼，我都会进行反思和总结，并且以周围大多数人尤其是成功人士的行为方式作为指南和参照，看自己是否有病态思维，是否有认识偏差，如果发现了偏差和错误，就坚决改正。每次改正，虽然感到很不习惯、紧张、难受，怕得要命，但做过了，并没有出现自己想象的后果，便会感觉十分轻松愉快，以后就会更加坚定努力的方向。就这样，从每件小事做起，充分发挥自己的主观能动性，不断纠正自己的偏差，收获越来越大，几乎天天都有进步。”

第四，树立新的成功观。

什么是成功？一般世俗的观念会以外在条件作为衡量一个人是否成功的标准，如财富、职位、职称等。但其实，是否成功，内在因素更为重要，也就是个人感觉自己是否成功才是关键。**如果一个人时时处处能够自我满意，那就是成功，而且是最大的成功。**

所以，成功没有一个明确的标准。我认为，只要你把自己想做的做好了，能够达到自我满意，你就成功了。换言之，自在就是成功。

第五，要分清虚荣心和自尊心。

此处所说的虚荣心不是指爱慕虚荣、爱穿名牌、爱炫富等，而是指**不现实地对自己要求过高**。如此说来，自尊心就是现实地要求自己。比如，你在“1”的位置，就按照“1”的要求慢慢往上爬，而不是现实在“1”的位置，心里却要求自己达到“3”的高度。幻想越多，差距越大，你的心理越不平衡。心比天高，脚下的路就走不稳，就会摔跤。所以不要随便说“我这个人自尊心强”，你要反问自己，这到底是自尊心还是虚荣心？特别是一些从小成绩比较好或者比较乖的人，他们在赞美声中长大，虚荣心逐渐膨胀，自己也觉得自己就应该是最好的，遇到点儿挫折就想逃避，这其实就是虚荣心太强的表现。而自尊心强的人会觉得自己就是凡人一个，受点儿挫折没什么大不了，生活还会按照原本的样子继续。

第六，运用改造性格的六台“挖土机”。

想挖过头性格之“根”，需要什么样的工具？疏导疗法提供给大家六台“挖土机”：**乐观、轻松、勇敢、果断、灵活、随便。**

目前大家拥有哪一台？恐怕一台也没有。大家有的往往是这六个概念的反面，即悲观、紧张、害怕、犹豫、刻板、拘泥。我们要用六台“挖土机”去挖掉它们的反面，轻松的反面是紧张，遇事处处小心，想得多，顾虑重重。总认为自己不行，就真的不行，病态的东西你想就有，不想就没有。乐观的反面是悲观，遇事总想到坏的结果，自己吓自己，不自信，未上战场腿先软，敌人未进攻，先把自己打倒了。勇敢的反面是胆小。果断的反面是犹豫不决。这几台“挖土机”中，我们差得最多的恐怕就是“灵活”了，遇到问题总钻牛角尖，不会换个角度思考。随便的反面是严谨、拘泥，当我们被条条框框套死的时候，不但套死了自己，还套死了别人，结果处处痛苦。

我们不但要知道这六台“挖土机”，而且要能够结合自己的情况，在生活中随时用起来。当你又开始严谨时，提醒自己随便一点儿没有什么大不了的。一开始我们可能还不会用或者用得不太熟练，那就不断地告诉自己勇敢一点、随便一点，逐渐练习，变得熟练，慢慢就能勇敢、随便起来，直至运用自如。把它们用在我们生活的方方面面，使自己逐渐由特别严谨、刻板转变到能够灵活、随便一些。这样到了一定程度，就会“随心所欲，不逾矩”，处理各种问题就会比较得体、不偏不倚、恰到好处。

希望大家能够在优化性格的路上，打破完美的枷锁，脸皮厚起来，缺点露出来，掩饰少起来，让心慢下来，迈向自在人生。

03 强迫性格者如何做父母

在了解性格的形成原理之后，我们知道孩子的问题多数与父母（或其他养育者）的影响有关。孩子的优点得益于父母的教育，但缺点也同样源自父母，虽然父母不是有意造成这些问题的。

对于强迫症患者来说，自己具有过头性格，这辈子吃够了过头性格的苦，当然不希望在下一代身上重演性格的悲剧。但可悲的是，我们在临床上看到不少亲子均患强迫症或其他心理问题的案例。比如，十年前父亲找我咨询强迫症，十年后，其青春期的儿子找我咨询焦虑症。十五年前，一个父亲带着女儿来找我咨询强迫症，在他20多岁时，也曾因强迫症参加过鲁教授的集体疏导班。

我不认可强迫症的先天遗传说，但家庭教育和身教言传等后天因素的影响却巨大无比。不是强迫的基因在代际传递，而是为人处世的方式在传递。虽然有些为人父母者，知道自己的性格不好，也在努力地调整性格，但在和子女互动的过程中，性格的巨大惯性会让他们难以刹车，仍会极大地影响孩子。那么，如何有效调整自己，避免强迫的代际传递呢？

第一，有病治病。

身教重于言传，父母是什么样的人比父母教孩子如何做人要重要得多。一个日常谨慎小心、敏感多疑的父母，口头上天天让孩子乐观、勇敢，有用吗？没用。如果你的强迫症状依然如故，无论是孩子的模仿还是你传递的感觉，都会严重地影响孩子的性格形成。

第二，增强觉察。

即使你的强迫症状缓解了，但强迫性格仍会有相当长时间的残留。强迫症患者的谨慎小心、刻板、完美主义、绝对要求、挑剔等往往会在面对孩子时出现。很多强迫症患者在外讨好别人、压抑情绪，回到家后，会肆意发泄情绪。因为，第一，家里不需要掩饰，可以自由发作；第二，孩子手无寸铁，没有反抗能力，发泄起来比较安全；第三，父母很难把孩子当成一个独立的人，而是当成自己的一部分，或者当成“不懂事的小屁孩”，就很容易把对自己的不满投射到孩子身上，怒其不争。

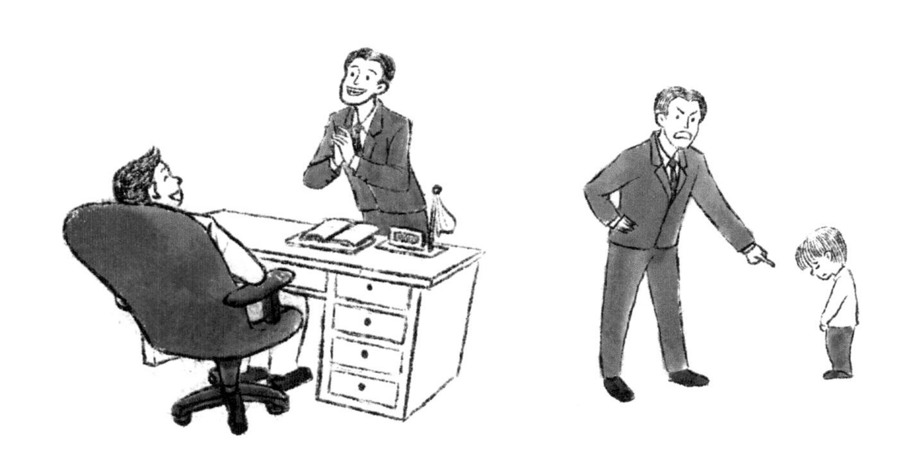

所以，我们需要仔细思考一下，对待孩子，如何才能避免过头？尤其是那些不良的教育模式，如习惯性地挑剔孩子“这样不好、那样不好”，习惯性地“夸大后果、悲观推测”，习惯性地“包办代替、事必躬亲”等。如果有，现在就刹车，把你加在孩子身上的条条框框一一解锁。

曾经有一个 10 岁女孩，爸爸有些完美主义，对孩子的学习要求甚高，每晚为孩子辅导作业。慢慢地，孩子对自己成绩要求也很高。三年级之后，孩子情绪经常低落，四年级，一次语文考试85分，非常沮丧、自责，出现厌学及自杀念头。妈妈比较包容和理解，不断安慰和讲道理，但孩子依然走不出情绪困扰。父母通过沟通，爸爸和孩子长谈两小时，爸爸降低了标准，让孩子不要过于在意成绩。孩子情绪大为舒缓，对妈妈说："没想到，爸爸会为我这个小屁孩做出这么大的改变。"

结合这个个案来看：

解铃还须系铃人。爸爸的过头影响，需要爸爸做出调整；

年龄较小的孩子性格可塑性很强，有时，父母的改变比孩子的改变更重要、更有效；

父母的调整需要持之以恒。孩子的问题，绝非这一次谈话就能解决，爸爸对孩子成绩的过高要求，也绝非马上就能放下。所以，需要爸爸不断调整，松绑、后退，孩子才能逐步放开。

第三，把人当"人"。

把孩子当"人"，非常不容易。**我们很容易把孩子当成一个不懂事的小屁孩，甚至把孩子当成自己的一部分随意控制，却忘记了他是一个大活人，也有自己的喜怒哀乐。**

尊重孩子的天性，别把自己未完成的愿望，套在孩子身上。你的任务是浇水施肥，而不是拔苗助长。我们必须把决定权交给孩子，只有这样，孩子才能最终为自己负起责任。否则，你的控制，一定会适得其反。如果孩子迫于你的压力，走上了你要求的道路，那他就会找不到自己，就会通过各种形式进行反抗，比如出现各类心理障碍、各种"躺平"或者身体生病。

试着去倾听孩子的感觉，而不是以旁观者的角度去评论或否定他。当一个人真正得到了理解，改变才有可能发生。父母越不理解，孩子症状往往会越严重，因为症状是对父母的"求爱信号"，也是一种无言的反抗。所以，“不评价，多倾听”的态度非常重要。

有些父母会习惯性地不放心，总怕孩子做不好，一切包办代替。其实强迫症的起因，很大一部分正是源于父母的过度控制。当孩子出现症状后，有些父母会更加不放心，更加包办代替。父母焦虑的心情当然是可以理解的，但这样的包办只会剥夺孩子经受挫折、体验生活和成长的机会，结果必定是适得其反。

挫折让人成长。只要不是致命的挫折，孩子多经历点好。地上有个100米深的坑，我们拉一下孩子，当然是必要的。但如果这个坑很浅，你也要大惊小怪地拉他，那他就没法锻炼面对挫折的能力。也就是说，只要不是大的原则性问题，父母可以尽管放手，让孩子自由发展。

我经常对那些有心理障碍的孩子的家长说：“只要孩子不自杀自伤、不违法犯罪，一切都随他去，这样，他才能慢慢为自己负起责任，才能成长起来。否则，你总是处处约束他，他没有自由，那他只能要么躺平、要么远离你了。”

鲁教授曾介绍过一个小伙子，父母都是大学教授，但对他一直包办代替，进入大学后，他出现了强迫症，总怕自己不小心，犯下严重的错误，所以做事会反复检查、询问。参加工作后，本来有一个到外地工作两年的机会，但他妈妈不放心，“他从小没离开过我们，过去之后，怎么吃饭啊！衣服怎么洗啊！”不同意他去。后来，他的逃避越来越严重，甚至不肯去工作，就在家重复各种强迫动作。鲁教授随访多年，虽然小伙子一直看病、吃药，但症状并没有好转。从这个案例来看，正是因为妈妈不肯放手，让他失去了本来可以经历挫折、获得成长的机会。这种情况下，他妈妈究竟是爱他，还是害他呢?

所以，为人父母者要谨记，把孩子的决定权交给孩子。如果你曾经占有孩子的决定权，请还给他们。

第五章

强迫症快问快答

有强迫症，就不正常了吗

有人对强迫症有偏见，一听说自己是强迫症就感觉自己不正常，不但痛苦、绝望，而且充满了羞耻感。

其实，心理的正常和异常没有严格界限。强迫症更多地受后天成长因素的影响，是一种习惯化的自我保护的方式，或者说是一种不良的条件反射。所以，不用上纲上线，更不用羞耻万分。其实，习惯和症状之间也没有严格的界限。只是当某种行为习惯给我们带来了痛苦，我们把它定义成某种需要解决的症状，仅此而已。就怕有的人，给自己背上强迫症的标签，压得自己喘不过气来，觉得别人都是正常人，唯独自己有强迫症就很糟糕。

有强迫症是不是大脑坏了

有的人出现强迫症后，总怀疑自己是不是大脑出了什么问题，是不是有器质性病变？答案是否定的。强迫症只是大脑神经细胞抑制与兴奋功能的失调而已，也就是功能性问题，而不是器质性问题，不是大脑出现了什么病变。什么叫功能性问题呢？拿手臂的使用打个比方：端起杯子，手臂就处于工作状态；放下杯子，手臂就处于休息状态。该工作时工作，该休息时休息，手臂就不会疲劳。如果让一个人十几个小时一直举着杯子不放下来，等举完了，手臂可能要酸三五天，就会影响后续的活动和工作。但这种酸，休息几天后就恢复了，这就叫作功能性的问题。如果手臂神经不小心被切断了，没有再接上，那就会导致手臂永远失用。这种失用，就是器质性的问题。因此，可以说，强迫症就是大脑“酸”了。经过好好休息，大脑不“酸”了，人也就康复了。

强迫症是精神病吗

我们想搞清楚强迫症属于什么水平的心理问题，必须搞清楚两个概念：神经症与精神病。

神经症是一类常见心理障碍如强迫症、恐惧症、疑病症、焦虑症等的总称，它是一个很宽泛模糊的概念。精神病与神经症有什么区别呢？精神病属于精神障碍，神经症属于心理障碍，两者的最大区别在于求助者是否具有自知力。什么叫自知力？就是自己对自己的心理或精神障碍的认识能力。心理障碍者往往知道自己的心理出现了问题，因此，一般会积极求治；而精神障碍者没有自知力，意识不到自己精神有问题，一般不会主动求治。

精神病有很多类，最常见的是精神分裂症，常表现为幻觉、妄想等。幻觉是指一种没有相应的外界刺激而出现的虚幻知觉。常见的幻觉包括幻听和幻视。幻视，就是别人看不到的东西他看到了，如看到背后有人跟踪自己。幻听，就是根本没有人与他讲话，他却听到有人讲话，而且说的多是与自己相关的、不利的话，如议论、辱骂、命令性的语言，等等。妄想常表现为关系妄想、被害妄想、影响妄想、嫉妒妄想等，这些妄想的内容是脱离现实而与现实环境不一致的，是一种病态的、错误的判断推理，是一种用现实不能说服的病理信念，所以内容常常是荒谬离奇的。有些心理障碍者常感觉：我总怀疑别人说我不好或看不起我，那算不算精神分裂呢？这种怀疑往往是一种过度自卑的表现，并不属于妄想。

强迫症状会传染吗

很多求助者会担心：看治疗强迫症的书或参加集体疏导班，大家的症状互不相同，看到其他人的症状，“万一”自己也控制不住，和别人一样想或做，怎么办？自己没治好，又将别人的症状拉到自己身上，那岂不是雪上加霜？因此，有的人连心理治疗的书籍都不敢看。其实这种担心很常见，大多数求助者都曾有过。一方面，说明强迫症让人何其恐惧、无助和痛苦；另一方面，这也正是其不自信、胆小、敏感性格的体现。这也是我在每次咨询之前都要反复解释的问题，要不然大家会一直提心吊胆，不能投入真正的治疗。不过，根据我多年的临床经验，有几点理由可以让大家彻底放下心来：第一，能够被传染症状的情况少之又少，大家往往都很专一，会固守自己的“怕”。第二，即使有极少数人被传染了某个症状，这个症状保留的时间也会很短，三五天之后，注意力就会重新回到原来的“怕”上。而且一个人在被传染新的症状时，他过去的症状就会退至幕后。因为，我们不可能同时有两片巨大的树叶——同时有两个巨大的“怕”存在。第三，更能使大家放心的是，疏导治疗主要就是解决各种各样的“怕”的。怕被传染的“怕”和果真被传染了新的“怕”，都只不过是强迫思维的不同表现形式而已。你当然也可以把这些“怕”作为一种强迫思维去处理，把它一并解决掉。所以，我在疏导时经常会举大量的案例，我还经常给求助者建议“如果不放心，你尽管可以传染一个试试，正好我们可以利用它来实践锻炼一下”！

我是最特殊的吗

大家经常觉得自己的症状和别人的不一样，自己的问题最特殊、最难。在集体疏导班上，大家互相了解对方的症状后，往往会说：“你的症状要是放在我身上，根本就不算事，你纯粹是想多了。我的才是最可怕的，因为……”因为痛苦在自己身上，只有自己能体验到。从表面看，别人的状态好像都不错，能说会笑，而自己却痛苦异常，因此，都有一种自己的问题最可怕、最难解决的感觉。一方面，说明你面对症状很无助，对症状缓解失去了信心，对自己也失去了信心；另一方面，这是你被自己的症状“催眠”的结果，导致太过关注自己的症状。旁观者清，站在局外，理智地看问题，当然分得清楚。而当局者迷，当潜意识（非理智、非逻辑）运作产生症状，当事人的意识（理智）就会作用甚微，会陷入对症状的纠结中，难以自拔。这就是“我的问题最痛苦、最难”的原因。

不同的强迫症在症状上会有很大差异，即使是同一类强迫症，也不可能症状完全相同。但无论症状的差异大小，实际上都是大同小异。你的各种“怕”，很多人都会有，只不过是在乎程度的不同。而且，你的症状也永远超不出人类的心理极限。所以，不要认为自己是特殊的，和别人是不一样的。否则，就是在为自己的“怕”找借口，就是在逃避。

为什么强迫症总会带来焦虑、抑郁

大多数强迫症均会伴发焦虑和抑郁情绪。原因何在呢？

强迫症患者多数具有完整的自知力，头脑清醒，却摆脱不了一些连自己都觉得无聊的念头或行为，时间一长，谁都会烦躁不安，都会莫名恐慌，也就是有焦虑感。焦虑的时间长了，如果穷尽一切办法，仍然无法摆脱“怕”的困扰，人就会变得很无助，兴趣降低、情绪低落、精力减退等这些抑郁症状就出现了。

需要强调的是，一个人如果有焦虑或抑郁的症状，不代表就是患上了焦虑症或抑郁症，只能说是由强迫症导致的焦虑或抑郁情绪，或者说是继发于强迫症的焦虑或抑郁情绪。如果强迫症状得到缓解，不再“怕”了，焦虑或抑郁情绪就会自然缓解。

患上强迫症是因为我缺乏意志力吗

很多强迫症患者反复纠结于症状，为此放弃了学业、工作甚至自己的兴趣。因此，就有人会说，“他是太缺乏意志力了”。其实并非如此。由于强迫思维的干扰，患者对很多事情都无法投入，干什么都会烦躁不安。就像你看书的时候，旁边拴了一只大老虎，随时都有可能挣脱绳子扑过来咬死你，那你还能看得下去书吗？你的成绩还能很好吗？所以，不是强迫症患者缺乏意志力、不能吃苦耐劳的问题，而是有“怕”的干扰，自己不能投入而已。

换个角度看，也许强迫症患者是意志力最强的一群人。因为，与“不重复到一定的感觉，决不罢休”这一强迫行为背后的意志力相比，天下没有人敢说自己可以出其右。这说明强迫症患者并不是缺乏吃苦耐劳的精神，只是将意志力用错了地方。等到症状的干扰减少以后，他们将意志力和钻研精神投入自己感兴趣的事情上，聪明才智得到了发挥，那创造出的成就将会是无比巨大的。

如何对待过往的负面情绪和躯体记忆

提到记忆，心理学的定义是“人脑对经历过的事物的识记、保持、再现或再认等”，这个定义偏重于认知过程。其实，除了认知，我们的身体也是有记忆的。最典型的表现是条件反射，即遇到某个刺激时不由自主地出现的躯体及情绪的反应，就是躯体记忆和情绪记忆的外显。

有位求助者，一看到毛茸茸的小鸡小鸭就毛骨悚然，因为她感觉小鸡小鸭的眼睛像两个黑洞，太恐怖了。后来我问她：“小时候你有没有被小鸡小鸭吓过？”她自己说没有，但据她的父母回忆，她确实在很小的时候曾被类似小鸡小鸭眼睛里“黑洞洞”的东西吓到过。看来只是她大脑不记得了，但当时恐怖的情绪记忆、紧张的躯体记忆却留在了她的潜意识中，一碰到小鸡小鸭，瞬间就激起了她的创伤记忆。她现在明明知道小鸡小鸭没什么可怕的，但是一看到它们，条件反射就出现了。

所以，情绪记忆、躯体记忆的力量远远超过理智的力量，它们甚至会进入你的潜意识，成为即使是你的记忆都无法碰触的东西。有的时候我们碰到一些事情，会莫名其妙地恐惧，可能就是这个原因。这也是我为什么让大家去挑战、实践，就是让你通过锻炼，淡化和矫正不良的躯体和情绪记忆，培养新的、良性的躯体与情绪记忆。

心理变化为什么会带来身体反应

人体有九大系统，每个系统都和大脑有关，都会受到心理因素的影响。当心情不好时，身体往往会有反应，但每个人反应的靶器官不一样。有的人一紧张，会心跳加快、脸红出汗等，这就是心血管系统的反应；有的人一紧张，就提心吊胆、胃疼；还有的人一紧张，就会四肢冰冷、麻木，等等。

就消化系统而言，同样的焦虑，不同人的身心反应往往不一样，甚至会出现完全相反的反应。比如，有的人一紧张就吃不下，有的人一焦虑会吃很多；有的人会拉肚子，而有的人会便秘。大家还记得“习得性无助”的实验吗？当小白鼠经历数小时毫无规律而且无法逃避的电击后解剖发现大多数小白鼠患了严重的胃溃疡。胃溃疡并不是电击直接造成的，而是小白鼠的心理应激导致的。在消化科，很多慢性浅表性胃炎、胃溃疡、十二指肠溃疡都和患者的心理因素有关。有的人胃部没有病菌，但是胃炎十年、二十年都好不了，这往往与持续焦虑或抑郁有关。

人的心理也会直接影响自身的免疫力，这是很明显的，甚至有的专家把感冒都列为心身疾病。很多人心情一不好，就容易感冒。因为心情不好会影响免疫力，免疫力下降，人就容易感冒。

泌尿系统的身心反应也很多。比如，有的人一紧张就老想小便，而有的人，一紧张就尿不出来。

临床研究更能说明心理对身体健康的重要性。有研究追踪调查了 100 个胃癌早期的求助者，手术以后，有的人能存活二十年甚至三十年，但有的人过两三年就去世了。其中很大一部分原因在于心理素质的不同。有的人知道自己得了胃癌，一瞬间就被打倒了，整个精神支柱就坍塌了，总感觉自己很倒霉，每天都生活在这种消极的暗示之中，悲观、焦虑、抑郁，身体很快就会垮下去。而存活时间长的人往往性格比较乐观，能坦然地面对现实，而不是自怨自艾。所以，良好的心态太重要了，身心一体，好心态是身体健康的重要保证。

强迫症在什么情况下会反复

强迫症的反复会有很多因素。拿攀登雪山打个比方，什么时候会滑下来，会受内外两方面因素的影响。内部因素如登山技术不好、体力不支、身体疾病、心情不好（过于急躁或失去信心）等；外部因素如风雪过大、坡度过陡等。和登山的滑落一样，强迫症的反复也会受到内外两方面因素的影响。内部因素如没有掌握应对“怕”的理念（相当于登山技术不好）、过头性格依然没有大的调整（相当于体力不支）、抑郁或焦虑情绪严重（相当于身体疾病）等都会引起症状的反复。外部因素如压力过大（相当于风雪过大）、遇到挫折（相当于坡度过陡），或遇到某些与过去的创伤类似或有关的情境时，这些情况就会像扣动了扳机一样，让你再次陷入纠结之中。

强迫症什么时候才能好

强迫症这么容易反复，那什么时候才能好呢？反复到何时才能结束呢？强迫症的反复，会持续到你完全掌握了应对“怕”的规律时，或者说直到你不怕为止。

砍树干——克服“怕”是一个相对短期的过程，但挖树根——认识和改造性格是一个相对长期的过程。树根不除，遇到合适的湿度、温度，就有可能重新长出枝叶来。所以，克服强迫症也是一个不断战胜反复，累积量变直至达到质变的过程。在大的质变之前，性格的惯性会持续冲击你，“怕”会习惯性地出来考验你。在你不断战胜反复，两极化有所调和，不再黑白过于分明，性格的过头部分得到一定的削弱后，症状才能平息下去；当你的自我逐渐强大，超我变得温和，本我得到关照，你的身心不再那么刻板、机械、僵硬时，症状自然就会得到缓解。

所以，遇到反复后，如果失去信心，就会滑下来，重新陷入不良循环中；如果能够屡败屡战，在不断战胜反复的过程中，逐步掌握症状的特点以及应对症状的规律，症状就会逐步消失。

至于说强迫症多长时间能好，这和个人的主观能动性和领悟力有关。不逃避或逃避不严重的话，少则一两个月，多则一两年；逃避严重的话，数十年也很难好转。

强迫症可以“痊愈”吗

“痊愈”在心理治疗中一般是不说的，尤其是对于强迫症。因为，说一个人彻底好了，似乎他就没有冲突了一样。但事实是，冲突往往会伴随我们的一生，直到我们生命的尽头。如果你真正了解一个人的话，就会发现这个人内心多多少少都会有些心理困扰，没有谁的心理是完全健康的。

可以说，痊愈是个伪命题。没有痛苦，是一种幻想，一味追求好、追求快乐，也是一种病。真正的痊愈是，出现“怕”，能够合理应对或者与之和平共处，而不是没有“怕”。有人把痊愈理解成自己变得特别勇敢、果断，不再胆怯、纠结，处处能够自然得体、恰到好处。其实，这本身就是一种强迫，因为没有人能在任何时候做到恰到好处或者“不过又无不及”。

为什么强迫症状会泛化

心理学上的泛化是指某种反应（包括行为、心理、生理反应）和某种刺激源形成联系后，对于其他类似的刺激源，都会出现该类反应（已经泛化）。

拿强迫症来说，就是原来怕一种，现在怕很多种；原来在一个地方害怕，现在处处害怕。为什么会泛化？因为“怕”专门欺软怕硬，你越软、越逃避，它越欺负你。就像一个小痞子，每次来吓唬你，你都听他的，他都能得逞，那他肯定会经常来。到后面，他不但自己来，还带他的同伙来；不但白天来，甚至晚上来。这就是症状泛化的原因——你太软了。

心理治疗效果与哪些因素有关

在强迫症的疏导治疗中，疗效会受到多种因素的制约，如咨询关系、求助者的主观能动性、求医经历、强迫症斗争经历、疗法的匹配性、外部压力、家属的支持情况等。

其中，求助者的主观能动性是重要的因素之一。治疗强迫症如同登山，即使有向导协助，别人也永远无法帮你攀登哪怕一米的高度。一切都需要靠自己攀登，如果没有较强的求助动机，内外交困时，不但会没有胆量、勇气，而且很容易放弃。

求助者的个人经历，包括求医经历以及和强迫症斗争的经历，也是影响求助者治疗效果的重要因素之一。求医经历丰富是把双刃剑。一方面，求助者了解疏导疗法后会眼前一亮，觉得很适合自己，就会努力实践，取得进步。另一方面，有的求助者会因为四处求医没有进展而失去信心，甚至放弃努力。

咨询关系也是影响疗效的主要因素之一。咨询师能够真诚、共情、尊重地对待求助者，就容易获得求助者的信任，为良好的咨询关系打下基础，而良好的咨询关系能够给求助者带来战胜困难的勇气和力量，使其取得好的疗效。

如何避免疗法强迫

任何一种疗法都需要求助者灵活运用，但因为强迫症患者严谨、认真、循规蹈矩、易服从权威等性格，有人很容易在疗法运用上陷入僵局。“月亮和指向月亮的手指”的故事与此甚为相似。

一老尼请教禅师：“我研读经书多年，却仍有多处不明，请不吝赐教。”禅师推开经书：“我不认识字！请您把经文念出声，或许在下可以略解其中的真理。”老尼不解道：“你连字都不认得，如何能了解其中的真理？”禅师微笑道：“真理是与文字无关的！真理好比天上的明月，而文字却是你我的手指。”“手指可以指出明月的所在，但手指却不是明月，看月亮也不必非得透过手指，不是吗？”部分求助者在运用疏导疗法时，就犯了老尼的错误，即过于刻板或者以完美的要求追求疗效，结果适得其反，陷入越用越失去信心的僵局。手指指向月亮，但你却只看到了指向月亮的手指。

疗法只是手指，不是月亮本身。沿着手指的方向可以看到月亮，而且最终的目标是脱离手指去看月亮——脱离疗法本身。死守疗法或纠结于疗法本身，有可能是一种新的症状！

特别抑郁时，怎么办

有的时候，我们的状态会极其低迷，情绪低落，兴趣大减，更没精力去做事，怎么办？可以有以下几种选择：

第一，忙着。没有目标时，尽量忙些有价值的事情，实在无事可做时，可以做些家务活。一方面，有利于转移注意力；另一方面，多少能带来点儿价值感，避免陷入“混吃等死”的感觉中，因为这种感觉会加剧抑郁情绪。

第二，找一个可信任的人倾诉，让其陪伴，别放弃求助。

第三，做心理咨询。

第四，寻求药物治疗。抑郁严重时，可在精神科医生的指导下进行药物治疗。在抑郁情绪得到一定的缓解后，前三种方式可以作为主要的调整手段。

为何记忆力、理解力会衰退

很多人出现心理障碍后，会发现记忆力、理解力大大下降，感觉自己“笨”了许多，并为此困惑不已，有的人甚至怀疑自己是不是大脑出了什么问题。实际上，记忆力、理解力和注意力密切相关，注意力如果常常因病态思维不集中，那么，记忆力、理解力就不可能好。因此，当注意力不集中时，不少人就会出现“每句话我都明白，但一段话是什么意思，我却不明白了”，甚至“每个字都认识，但一句话是什么意思，却不明白了”。这正是因为你紧张，进而注意力无法集中所导致的，并不是大脑出了什么问题。等某一天，你的强迫症状逐渐消除，不再抑郁、焦虑时，记忆力、理解力自然就会恢复了。

十年前，我接待过一位在某精神专科医院进行过智商测试且测试结果为 70 多的小伙子。他的家人向我介绍了他的症状，我了解后发现他属于强迫性穷思竭虑，爱钻研无聊或者无答案的问题，不想明白就不放心。我觉得他的测试结果有问题，智商 70 多怎么可能如此敏感，有如此缜密的思维逻辑？和他仔细聊了以后，才真相大白：他在做智力测试题目时，强迫思维持续干扰他的注意力，他完全是在焦虑不安和注意力严重被干扰的情况下完成智力测试的。在这种心境下，能测出这种结果，已经很不简单了。后来，经过疏导，他先后上了大专和专升本，目前已经顺利工作。

运动对强迫症有用吗

有研究表明，体育锻炼能激活大脑中的活性物质，间接对情绪有调节作用。所以，适量运动，有利于缓解焦虑情绪。

此外，运动能帮助患者少想多做，也能在一定程度上转移注意力，减少与“怕”的纠缠。同时，运动能增强现实感，避免患者在病态的幻想里兜圈子。

所以，运动对强迫症有间接的缓解作用。

为什么人会如此在意他人的评价

人是社会动物，因为关系而存在。人都在寻求关系。随着成长，我们逐渐由依赖到独立，但独立不代表与他人隔离。寻求滋养性的关系，是我们一生不变的主题。

很多心理问题能从幼年的经历或关系中找到根源。如果在幼年时，父母对孩子没有足够的理解和接纳，总是贬低或否定孩子，孩子就会怀疑自己的能力和价值，怀疑自己是否会受他人的欢迎，就开始变得讨好别人。首先是讨好母亲，不讨好母亲，孩子就会陷入被忽视、被抛弃的感觉中，这是每个孩子都害怕的感觉。也许，孩子曾经特别无助，无论自己如何表现，都不能得到想要的来自父母的肯定或保证。所以，孩子总认为自己不够好，逼自己再好点，这样就能增加保险系数，或者说再做好一点，增加“别人肯定”的可能性，降低“被否定、被贬低、被惩罚”的概率。

实际上，我们每个人都是希望得到他人的关注的，被忽略是比被打骂还要糟糕的事情。为了不被忽略，就会通过各种方式讨好别人，或者变相寻求别人的关注和接纳。但因为过于怕自己被嫌弃，因此在和人交往时，往往会自我要求过高、自我压力过大，反而导致严重的紧张和焦虑。“预言自证”，当表现真的不如自己想象的那么好时，就会极端否定自己。强迫症患者也想去表现，也有才能去表现，但由于低自尊和高压力，强迫症患者的发挥水平大打折扣，本来可以得 90 分的，但由于紧张、焦虑等因素，只能得 30 分或 50 分，自己无法接受，最后只能通过逃避来缓解痛苦。

那些太在意他人评价的人常常说：“我太在乎别人对我的印象了”，其实他是太想控制别人对自己的印象。究竟是谁在控制谁？是你想控制对方，还是对方想控制你？恐怕是前者。社交焦虑者的很多行为，都是用来控制和吸引别人注意力的。想要控制的问题过多、控制面过大，远远超出了自己的控制能力，这一点可能是导致紧张恐惧的原因。

为什么会有完美主义

完美主义是强迫症患者最主要的性格特征之一。当然，有的人会说："我并不是完美主义性格"，甚至说"我生活中是个马大哈"。也许你有很多事情都不在乎，但请你深入思考一下：在你纠结的那个点上，是不是犯了完美主义的毛病？比如，绝对化、百分之百难道不是完美主义吗？

那么，为什么自己觉得没必要，但还是会落入完美主义的陷阱呢？从潜意识的角度看，完美主义是一种自我保护方式，其目的还是追求"爱与关注"，让个体获得内心的安全，避免被抛弃、被惩罚等。同时，完美主义也是为了关系而存在的，如渴望他人关注、记得、欣赏等。完美与放纵居于人性的两端，具有明显的分裂色彩。其实，人性是整合的，好坏交织、黑白混杂。成熟的人不追求完美，而寻求完整。而完美主义者倾向于黑白分明，只想要白，不想要黑，处处以拒绝黑的方式去追求白，结果只能是一直生活在黑的阴影里，以完美之名，将自己的生活过得极其不完美。

法国思想家伏尔泰说："完美是美好的敌人。"英国前首相丘吉尔说："完美主义让人瘫痪。"哈佛大学《幸福课》中，泰勒博士建议：大家要放弃做"完美主义者"，而做"最优主义者"。前者是消极的，后者是积极的，前者追求"尽善尽美"，而后者追求"足够好"。

为什么有的人不敢太快乐

有些人连笑都笑不全，只能笑一半。当他很开心的时候，就会从内心飘来一个声音，"你并不怎么样！你还差得远呢！你还有 ×× 事没做呢！"一想到这里自己一瞬间就感觉不开心了。

为什么这些人不敢太快乐？这往往是他们儿童期形成的道德堕落感使然，不是不想，而是不能，让自己失败是为了避免超我的惩罚。为什么有的人不敢太成功，或者成功后不敢相信这是真的？为什么有的人各方面都好，却没有享受生活的能力，总是自寻烦恼？许多人的潜意识会认为：舒服是一种堕落。就像两三岁的小孩子，本来是想怎么玩就怎么玩，但有的父母过分地苛刻，经常会打断孩子："你这样不好，那样不行。"最极端的是，有的孩子犯点儿小错误，父母就会反应过大，严厉教训，甚至上纲上线，否定孩子。实际上，犯个小错，孩子的感觉可能是很爽的，为什么？因为他感觉自己可以打破规则了，这也是成长所必需的。但是，如果犯个小错误就被严厉教训的话，孩子就会感觉："我好像不能太自由、太舒服、太快活。"其实，从某个角度讲，孩子就是在犯错中成长的。

如何才能做到接纳

对完美主义者来说，改造性格的最终目标是什么？是不是自己变得很优秀，很受人欢迎？不，是接纳自己的不完美，是在自己还不是那么优秀（主要指外部评价）的情况下，还能够自我接纳，与自己和谐相处。这与我们最初面临的核心冲突和性格之"过"是一致的，我们的核心冲突是什么？因为小时候的成长经历，外部的不接纳，导致自我内部的不接纳，总是感觉自己不够好，长大后，即使已经很优秀了，但依然苛求外部无穷无尽的赞美，总想用外部的好评来填补内心的创伤，而且永远无法填满。因为，内部和外部虽然密切相关，但又基本上是两个系统，内部如果不调整，外部的富足就永远无法填补内部的空洞。所以，通过各种实践与体验，逐步做到自我接纳，这是改造性格的终极目标。

接纳与顺其自然、为所当为有相同的意思。强迫症状往往是不接纳的结果，是想"有为"而"乱为"，结果"不如无为"。无论自己有多糟糕，都要面对当下、面对现实，"事情就是这样的，这就是现实"，该做什么做什么吧！当然，在心理素质没有提高到一定高度时，自己可能会纠结、愤怒、羞耻等，那么这些纠结、愤怒、羞耻也是自己的现实，要在纠结、愤怒、羞耻中，该做什么做什么。

在这个问题上，也要避免陷入极端的理解，在接纳上强迫。接纳只是一个方向，即使我们一生都无法抵达，但依然可以向此方向前行。

一个求助者说："不改变的接纳是解决不了问题的，而且会让我们产生习惯性的懒惰。这种懒惰会让我们一直在原地踏步，不想往前走，只图短暂的舒服，然而病态认知却会暗自继续加深。这样的接纳会使人越来越生硬，越来越不甘心，最后越来越失败，这就是不改造性格的后果。虽然我接触疏导疗法时间不长，但我在这方面是吃过亏、摔过跤的，是有深刻体会的。我记得黄老师说过一句话，大概意思是'只要行动，坚持做正常的事情，就不会陷入误区，越坚决越好'，我深以为然。"

附录　致读者的一封信

各位朋友：

很高兴你能看到这封信。通过此信，我会结合我自己近十年的强迫症体验和之后二十年强迫症疏导工作的经验，分享一点个人体会。希望我的分享能对你有新的启发。当然，这些经验仅是我个人的一家之言，虽尽量客观，但难免主观，失当之处，敬请大家批评指正。

每一个人都会深受童年的影响，我也不例外。我生长在河南西部农村，一哥三姐，我排行最小。母亲容易焦虑，有不少躯体化症状，父亲责任心很强，勤奋认真能干。记忆中，家庭对我的教育是很矛盾的两端：既溺爱，又批评，导致我的性格既自大，又自卑。在高二之前，除有些自卑和偶尔会纠结外，我并没有特别明显的心理困扰。当然，回忆中，小时候确实有类似于强迫症的一些小纠结，比如怀疑含在嘴里的硬币被我吃到肚子里，会不会要命；怀疑吃过的猪肉可能有绦虫，会不会到我脑子里繁殖；但这些担心最多持续几天就过去了。真正升级到心理困扰或者症状，是从高三开始的。高三开始的失眠强迫，大一开始的注意力强迫伴随我近十年时间。具体细节前文已经叙述，此处略去。

回头想想，高三虽然每晚失眠，白天头昏脑涨，但还算幸运，学习时注意力没有受太大干扰，我还算考上了一个不错的大学。如果强迫思维在高三爆发，必然会大大地影响我的学习和高考状态，别说好大学了，估计能考上一个大专就不错了。

大学的强迫思维让我苦不堪言。我也曾和一个室友说过，他并没有嘲笑我，但反应是“你这种感觉确实有点奇怪”！没有人理解，我像被流放到了孤岛，非常绝望。我当时的内在推理逻辑是：只要我醒着，自然就会出现注意力，而出现注意力，我就会自然关注这个注意力，而一关注这个注意力，我的注意力自然就没法集中了。结论是：只要我活着、醒着，这就是个死结，是解不开的死结。当时根本没有意识到，之所以进入恶性循环，完全是自己内心的“怕”在作怪，这个逻辑推理的起点就是错的。当你“怕”注意力不集中时，注意力当然就不集中了。当解决了“怕”，不那么在乎注意力不集中时，注意力反而集中起来了。

当然，除了失眠和注意力强迫两个“大树叶”之外，其他“小树叶”自然不会少。比如，余光强迫，看电视时，余光会关注电视屏幕边缘的台标；站在高处，怕自己失控跳下去；总怕自家窗外旧的空调架子掉下去，把人砸死；理发时，脖子后面出血，怕被传染艾滋病等。好在这些“小树叶”都没持续太久，少则几天，多则一两个月就过去了。

由于当时心理学知识缺乏，我在痛苦中就这样纠结了三四年，也从未想到过进行专业求助。

天不绝人，在我最黑暗、最无助的时候，遇到了鲁龙光教授。1994 年，我刚读大四，他到我们学校做心理讲座，结束后，我找他咨询自己的心理困惑，从此开始了我们将近三十年的忘年之交。

接触鲁教授之后才知道，我的困扰属于强迫思维。当时，他正准备出版《心理疏导疗法》（江苏科技出版社，1996 年版）一书，需要整理书稿，就让我以勤工助学的形式帮他抄写。帮他整理书稿的过程让我受益匪浅。后通过两三年的摸索和实践，我慢慢摆脱了注意力不集中的困扰。又过了两年，失眠问题也逐步得到了解决。

当时，我在南京的一个行政事业单位上班，总觉得性格不适合机关工作，而且仕途也非我所愿。于是怀着对心理学的兴趣和喜爱，我下定决心考研转行。2004 年，我考取医学心理学专业研究生，正式跨入心理咨询行业。

有人会问：“你的症状反复过吗？”当然。2002 年，当我下决心考研，开始看书时，注意力强迫剧烈反复了，越想看进去，越看不进去，注意力连 30% 也集中不了。好在我坚持看了下去，半个月后，慢慢能看进去了。此后，注意力强迫没有再反复过。相对注意力强迫，失眠强迫是更难解决的问题。好在，我采取了一种特殊的“少想多做”方式——睡不着，就听音频。通过减少对睡眠的关注，失眠强迫也比较好地解决了。

回头看看，也许是这种痛苦的经历，才让我对强迫症有了比较深刻的了解，对很多求助者的痛苦也能够感同身受。这种“得天独厚”的优势，成为我后来改行从事心理工作的动力和资源。以前，我曾羞于承认自己得过强迫症，总怕别人笑话，甚至不敢给妻子说，怕她接受不了。在分享自己的案例时，会说成是别人的。现在，我能完全公开自己的症状，同事、学生和家人都知道我曾有过强迫症，他们根本就不在乎。同事经常拿强迫症和我开玩笑，我一点也不在意，还经常拿强迫症自嘲。

在学习和实践疏导疗法的过程中，我也在不断发展疏导疗法。在鲁教授疏导疗法的基础上，我于 2008 年提出“四不”策略，2011 年提出“两个误区”及“视而不见，少想多做”策略。这些理念和方法增强了应对强迫思维和强迫行为的可操作性，使求助者更易于掌握。从 2008 年起，我也出版了多本关于疏导治疗的专著。当然，鲁教授是我的贵人，正是他的扶持，让我走进临床心理学的殿堂。

迄今为止，我已正式转行 20 年了，接待了上千位强迫症求助者，专著读者更达数万人。每天与各类强迫症患者打交道，让我深有感触的是，他们绝大多数才华出众、智商超群。他们在得强迫症之前，学习成绩或工作表现都很出色，但强迫症袭来，使他们原本光明的前途瞬间黯然失色。强迫症会大大折损一个人的才华，甚至成为其成功路上一道难以逾越的高山。如果能走出强迫症的困扰，登上高山，云开雾散，人生当然会看到不一样的风景。

尼采说："那些杀不死你的，终将使你更加强大。"回头看看，你所经历的苦难，都会成为你前进道路上的垫脚石。虽然身处其中的时候，我们是那么地苦不堪言。

症状虽然令我们痛苦，但如果我们能看到症状背后的心理需求，我们就不得不佩服潜意识的魔力和生命的智慧。拿前面那个怕用锤子砸死爸爸的男孩来说，如果没有抱垃圾桶的症状出现，他就会被置于"杀父"的剧烈冲突中。一个内心觉得自己在性方面犯了错的女性，会不断通过洗手来缓解内心的焦虑，她要洗去的不是现实的脏，而是内心的罪恶感。一个有抑郁症的女生，她在最无助、最崩溃的时候，会反复整理柜子，一遍遍地"整好，打乱重来"，这能带给她短暂的控制感，避免自己崩溃。所以说，强迫症状既不是天生的，更不是我们的错，而是我们面对不良环境时的一种创造性的生存策略，是增强控制感的一种方式。有人得了强迫症，会觉得是自己不好，或者说是自己的错。其实，强迫症大多和失当的家庭教育、成长经历乃至社会环境有关，而不是我们的错。有的人得了强迫症，觉得自己是"奇葩"，只有自己是这样的。其实，大家内心的担忧，只是人类正常的情绪而已，只不过看是否过于纠结而已。而且，每个人多多少少都有点强迫症状，只不过多数人不为此痛苦，仅仅只是把它当成自己的一个习惯罢了。所以，我们不是唯一，更不是"奇葩"，我们只是人类的一分子，不必羞愧，更不必自责。

当然，有人问我，你的强迫症解决了，是不是一切都云淡风轻了？没有。症状虽然解决了，但过头性格的根还在，还会多少影响我的状态。遇到压力或者人际苦恼的时候，偶尔还会钻牛角尖，甚至会有几天纠结。那时，我依然会捡起“少想多做”的大刀，砥砺前行。但总的来说，生活质量比被强迫困扰的时候提高了99%。

强迫之路漫漫。在走出强迫症的过程中，只要我们**抓住“行为优先”和“生活大于症状”的原则，先行动起来，把生活当治疗，肯定是能够在反复中前进的**。就怕我们不行动，把治疗当生活，那样就更容易陷落在强迫中。不少读者的来信证明，如果你能够自我疏导和实践，坚持不懈，不找咨询师或医生，也是能够逐步走出来的。但当你一个人力量不够的时候，一定要求助专业的心理咨询师或精神科医生，他们会助你一臂之力，帮你渡过难关。

愿大家耐得住反复，经得起考验，反复时有觉察，绝境中不放弃。相信大家会越来越好的！

黄爱国

2024年6月于南京